精神科看護

THE JAPANESE JOURNAL OF PSYCHIATRIC NURSING

2013.9 CONTENTS
vol.40 通巻252号

特集

参加してみよう
─精神障害の啓発活動

特集①　参加してみよう─精神障害の啓発活動

004　社会啓発のすすめ
5疾病時代に課された精神科病院の使命
山内勇人

011　看護が行う啓発活動
こころの健康出前講座を通して
金山千夜子

018　特例社団法人日本精神科看護技術協会こころの健康出前講座事業
「こころの健康出前講座」について

023　学校で語りの場をつくる
中学生へのメンタルヘルスリテラシー教育の実践を通じて
篁宗一

特集②　第38回日本精神科看護学術集会 基調講演

029　精神科看護の本質と社会的意義（後半）
末安民生

特別記事

032 **イタリアの空の下で（前編）**
アレッツォでの精神医療視察を中心に
松澤和正　片倉直子　松嶋健

057 **視察報告：カリフォルニア州サンフランシスコ市におけるNPの活動**
第2回　シュレイダーハウス
荒木とも子　松下年子

新連載

042 **精神看護学実習で，学生から指導する側に求められていること**
第1回　学生のグループインタビューによる考察①
渡邊敦子　田村千秋　矢澤美樹　大洞すみ子　内記幸枝　市村真美

連載

064 **「精神科医療を変える」と青二才は言った⑤**
田邊友也

068 **土屋徹のjourney&journal㉚**
土屋 徹

070 **坂田三允の漂いエッセイ⑨⓪**
坂田三允

072 **本との話◆『当事者研究の研究』**
川俣文乃

074 **"いい"かげんな看護⑦**
立花 唯

038 **NEXT VISION**
◆第55回癒しの環境研究会
高柳和江

Ⅰ **形なきものとの対話㊷**
竹中星郎

Ⅱ **写真館⑬⑧◆野田豪彦さん**
大西暢夫

049 **クローズアップ**
神奈川県三浦市／医療法人財団青山会 福井記念病院
編集部

040 ◆学びの広場
078 ◆次号予告・編集後記

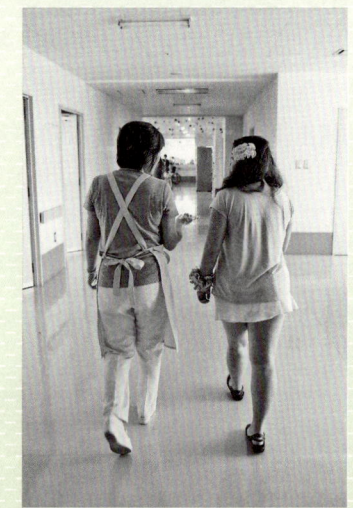

※短期連載「看護場面の再構成による臨床指導」は，今月はお休みさせていただきます。

特集

参加してみよう
──精神障害の啓発活動

- 社会啓発のすすめ
- 看護が行う啓発活動
- 「こころの健康出前講座」について
- 学校で語りの場をつくる

特集にあたって

◉帝京大学医療技術学部看護学科◉
遠藤 太

2013 (平成25) 年4月より，これまでの「がん，脳卒中，急性心筋梗塞，糖尿病」に「精神疾患」と「在宅医療」が加わった，新たな医療連携体制「5疾病・5事業及び在宅医療」が始まった。これまでもさまざまな側面から精神障がい者の方の地域生活への移行支援の取り組みが進められ，一定の効果を示してきたが，このたびの医療計画はこうした流れを強く後押しするものとなるだろう。しかし「精神疾患」と「在宅医療」が注目される一方で，長年にわたってその是正ついて議論され，いまも渦中の問題がある。それが精神疾患への偏見・差別，それに伴うスティグマの問題だ。

社会に偏在する精神疾患への不理解に対しては，多くの先達がそれらを乗り越えるための実践や制度確立を模索してきた。そうした努力は，現代において精神障がい者が地域で安心・安全に暮らせる下地となってきたが，なんらかの事件・事故に際して精神疾患との関連を示唆する安直な論評を聞くことはいまだ絶えない。

そこで本特集では，地道だが着実に実を結びつつある，精神科医療に従事する方々による社会啓発活動について紹介する。各々の活動が精神障がい者の安定した社会生活や，市民のメンタルヘルスに関する知識の向上に寄与していることは本特集で紹介するとおりだが，臨床家が実践を基礎に精神疾患について社会に向けて啓発することは，とりもなおさず，臨床家が日々の実践を振り返るきっかけともなっていることが印象的だ。

社会啓発のすすめ
5疾病時代に課された精神科病院の使命

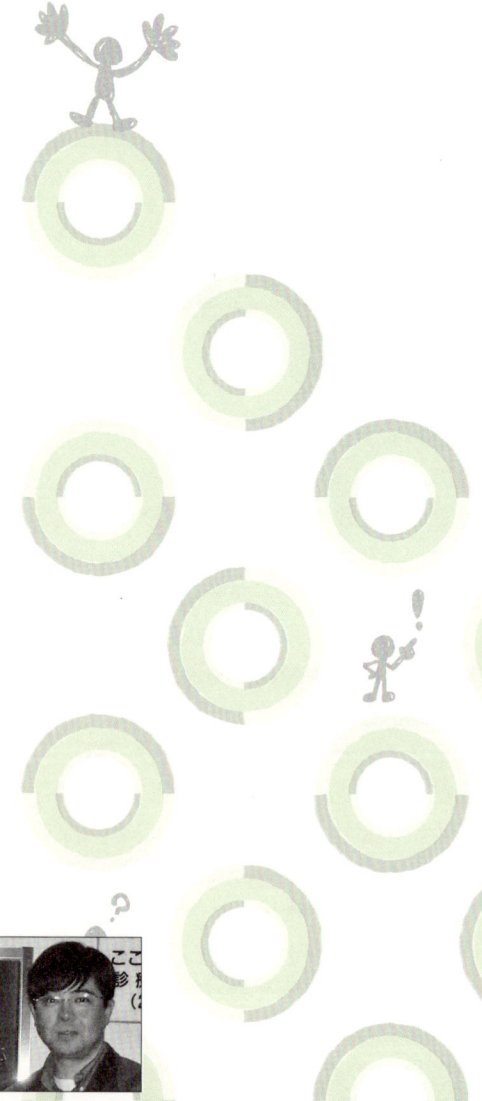

医療法人仁恵会佐伯保養院
精神科副院長（大分県佐伯市）
山内勇人 やまうちはやと

はじめに

"地域"という言葉を耳にする機会が多いが，簡単そうで奥の深い言葉である。

2013年4月より精神疾患が5疾病の1つとなり，精神科医療が大きな転換期を迎えている現在，この"地域"という言葉の意味を再考する必要がある。

なぜなら，これからの精神科医療の進むべき方向性や今回の特集のテーマである「社会啓発」の意義がそこにあるからである。

筆者は医師としての最初の14年間を内科医として過ごした。白血病・がん，膠原病，感染症を中心に，救急医療，在宅医療，地域住民への教育啓発など，まさに4疾病時代のど真ん中の医療を担当し，その間，"特殊な医療"としての精神科と外からかかわってきた。精神科医としてはまだ7年目と駆け出しで，「精神科のことがわかってない」と折に触れてコアな精神科の大先生から指導を受けてきた。勿論，真摯に受け止め自己研鑽に努めているが，最近，少し違った考えが自分の中で芽生えている。それは「精神科の世界では"素人"だからこそ，わかることもあるのでは？」「別世界からきた人間だからこそ，従来の殻にとらわれず，新しい"常識"をつくれるのでは？」という考えである。さらに，よくよく考えてみると，精神疾患が従

来の4疾病に加わった以上，筆者のこれまでの経験や考え方は，これからの精神科が進むべき方向性とまんざら違ってないようにも思うのである。

本稿では，私見を述べたうえで，当院が"地域"に対して取り組んでいる「社会啓発」について紹介したい。

なぜ，いま，社会啓発が必要か？

1）精神科病院の立ち位置を考える
①公衆衛生から学んだこと

筆者は，学生時代のほとんどを公衆衛生学教室で過ごした。故愛媛大学名誉教授 木村慶一先生指導の下，「医療を考える会MSG」という学生サークルの部長として，さまざまな医療問題から"疾病の社会性"を学ぶとともに，先輩や仲間とともに夏季休暇を利用して僻地に出向き，公民館で寝泊まりしながら，健診，アンケート調査，労働体験などに取り組んだ。そこには，診察室や病室ではみられない"生活"という現実があった。高齢化，過疎化，無医地区，貧困，病気などさまざまな問題を抱えながら懸命に生きる人たちを包み込む"地域"がそこにはあった。

木村教授からは教わったことの1つに「"here and now"だけでなく"before and after"を考えられる医療従事者になってほしい」という言葉がある。「診察室や病室，"いま""ここ"にいる患者さん」を診るだけでは不十分で，「"ここに来るまで"どのような生活をしていて病気になって，"ここを出た後"どのような生活が待っているのか」までを考えられる医療人になってほしいという意味である。このことは，いまも折に触れて当院のスタッフに伝えている。

②ライシャワー事件とハンセン病

ご存知のように，ライシャワー事件（昭和39年3月24日）の翌朝の朝日新聞の『天声人語』には，この事件を受けて，「春先になると，精神病者や変質者の犯罪が急に増える。毎年のことだがこれが恐ろしい。危険人物を野放しにしておかないように，国家もその周囲の人達ももっと気を配らねばならない」と書かれている。残念ながら，これが当時の見識者の見解であり，その後の国策や民意に影響を与えたことが伺われる。

しかし，こういった社会内偏見や差別は精神疾患に限ったものではない。感染症であるハンセン病は，かつて"らい病"と呼ばれ，患者やその快復者たちは，1873年に病原菌が発見されるまで，迷信と因習がつくった「遺伝病」という偏見に基づいた差別に苦しめられてきた。

日本では人々の社会内偏見をあおりながら強制隔離が正当化され，1930年ごろから警察力まで動員して患者たちを強制的に隔離してきた。戦後，新憲法のもと，1953年に「らい予防法」が改定されたが，国際的には感染力の低さなどからハンセン病患者の隔離は否定され，欧米では通院治療が通常であったにもかかわらず，本邦では，強制隔離，強制消毒，外出禁止の条文はそのまま継続された。「らい予防法廃

共同執筆
田中剛洋[1]　たなかたけひろ
廣瀬めぐみ[1]　ひろせめぐみ
小野善子[2]　おのよしこ
廣瀬就信[3]　ひろせつぐのぶ
　[1]医療法人仁恵会佐伯保養院地域連携室
　[2]医療法人仁恵会佐伯保養院看護部
　[3]医療法人仁恵会佐伯保養院精神科（院長）

止に関する法律案」が可決され，らい予防法廃止が決まったのは，つい最近の1996年である。

こうした本邦の治安維持的な考えや社会内偏見の中で，精神疾患患者は長きに渡り，差別と偏見を受けてきたことは紛れもない事実であり，精神障がい者や家族を「社会から守る」という社会的使命を担ってきたのが，精神科病院，精神科医療であったのだと考えられる。

しかし一方で，その社会的使命のために，精神科医療が"特殊な医療"として別枠で扱われてきたこと，そして，そのこと自体がさらに社会内偏見を深めてきたことも，致しかたない現実である。そのため，これまで精神科病院は，"立地的"には「地域」にありながらも，"生活の場"である「地域」には存在しなかったのかも知れない。

③5疾病と"ノーサイド"

従来の医療法の中で定められた4疾病（①がん，②脳卒中，③急性心筋梗塞，④糖尿病）と5事業（①救急医療，②災害時医療，③僻地医療，④周産期医療，⑤小児医療）に，2013年4月から精神疾患と在宅医療が加わった。

「疾病および事業」では，①緊急性が高い，②医療機関の機能に応じた対応が必要，③地域連携が必要なもの，に対して地域で切れ間のない医療を効率よく提供するために，都道府県ごとに医療計画を立てて医療連携体制を定める。この中に精神疾患が加わったことの意味は，国として精神疾患を重視し，従来のがんのように，疾患啓発，予防，早期発見・早期治療，地域での生活支援などに本気で取り組むという強い意思表示である。

「"ノーサイド"にしませんか？」というフレーズは，某総理大臣が就任演説で用いた言葉であるが，まさに精神科医療のいまに適した言葉だと思う。これまでの本邦の精神科施策の是非，社会内偏見・差別の問題云々を言うのではなく，これからの精神科医療のために，まずは精神科側が，これまでのことを"ノーサイド"にして，心新たに取り組む姿勢が必要である。

2) 社会啓発のために地域に出る!!

"ノーサイド"とわれわれが思うだけでは，根強い社会内偏見は払拭できない。こちらから働きかけることが必要である。「支持的にかかわりながら，根気強く働きかけて成熟するのを待つ」というまさに精神科臨床の姿勢が求められる。

そのためのいちばんの近道が，自施設のある「地域に出る」ことである。ここで言う「地域に出る」という意味は，当然のことながら「病院から患者宅に出向く」ことではない。精神障がい者やその家族の"生活の場"である地域に出向くのである。

生活の場である"地域"の精神疾患に対する理解は，地域移行や精神障がい者の日々の生活を支えるうえで不可欠なものである。また，地域での認知症やうつ病対策においても，地域住民への疾患啓発や精神科に受診しやすい環境づくりは重要となる。

精神科病院と地域とを"つなぐ"こと，それが社会啓発の大きな意義の1つである。

社会啓発における当院の取り組み

1) 佐伯市，佐伯保養院の概要

当院のある佐伯市は，人口7万7,730人，65歳以上の割合が33％で高齢化が進んだ地域である

（平成25年3月現在）。地理的には大分県南部，宮崎県との県境に位置し，平成の市町村合併で九州一広い面積をもつ市となった。

当地域には保健所，医師会，地域包括支援センター，教育委員会などはそれぞれ1つであり，これら諸機関と密に連携を取りながら，当院は大分県南部唯一の精神科病院（院長：廣瀬就信，180床）として，この地域の精神科医療と精神保健とを一手に担う公的な使命をもつ。

2) 精神科病院としての地域への貢献
①地域医療への貢献

専門である精神科診療においては，外来・入院での日常診療に加え，保健所・警察・救急隊・地域包括支援センターなどからの緊急時対応，他科入院患者へのリエゾン診療，受診困難例への往診や訪問看護，在宅での看取りなどにも積極的に取り組んでいる。

一方で，5疾病時代の診療連携を考えたとき，一般科と精神科に分かれるのではなく，整形外科や循環器科と同じように，精神科が地域医療の中で専門性の高い診療科の1つとして認知されることが重要である。そのための取り組みとして，当院紹介用の連携シートを作成して配布したり，他科医師との定期的な事例検討の勉強会を開催し，屈託のない意見交換をしながら精神科の専門性，紹介のタイミング，連携のあり方などを模索している。また，廣瀬院長の提案で，医師会主催での当院の見学会も実現し，他科の医療スタッフに当院を見学していただいた。

また，2012年2月より「佐伯長寿医療懇話会」を立ち上げ，これまでに計4回開催している。かかりつけ医を中心とした地域の高齢者に対する認知症をはじめとした諸問題への対応力向上をめざし，歯科医師，薬剤師，看護職とも協働する会である。廣瀬院長が顧問を務め，筆者も世話人として企画・運営に携わっている。

②精神科の専門性を活かした他機関との協同

医療の枠を超えて，「この地域の人たちが心豊かに暮らせ，精神障がい者や高齢者が閉じこもらずに安心して元気に暮らせる，障害があっても役割があり生きがいを感じられる"ハートフル"な地域づくり」の実現をめざしてさまざまな諸機関と連携して活動している。

その中で2つの取り組みを紹介したい。1つ目は「佐伯市長寿支援ネット懇話会」であり，佐伯市地域包括支援センターを中心として企画・運営し，高齢者のケアや社会的支援を担う職種を中心に多職種連携やスキルアップをめざす会である。認知症が主体となることから，筆者も積極的にかかわっている。立ち上げて2年目になり，年に4回事例検討を行っているが，参加者は回を益すごとに増え，現在では120名を超える参加が得られている（図1）。

もう1つは，「ハートフルさいき 認知症よろず相談所」で，介護支援専門員等を中心とした会である。認知症での対応能力の向上をめざし，今年度より当院にて隔月で開催しており，所属を越えて30名を超える参加がある。

限られた財源や資源を最大限に活かすべく，「地域のひとや事業所は地域の財産」との考えのもと，より良い医療・介護の提供のために継続していきたい。

今後の新たな活動としては，小・中学校への出前講義を予定している。東北大震災での災害医療支援の経験をもとに命の大切さや幸せの意味，地域の大切さを伝えたい。これからの超

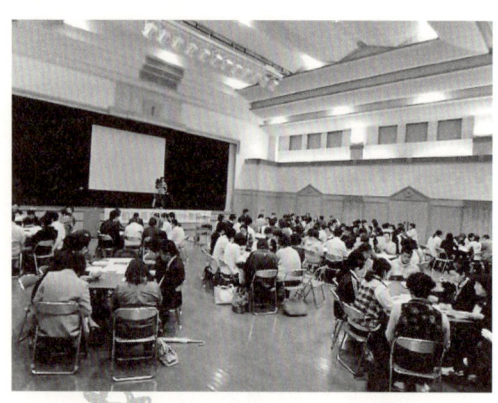

図1 佐伯市長寿支援ネット懇話会
高齢者のケアや社会的支援を担う職種を中心に多職種連携やスキルアップをめざす会。参加者は120名を超える。

高齢化、少産多死社会を担っていく子どもたちは、すでに立派な地域の一員なのである。

③精神科病院と地域をつなぐ公民館での「こころの健康教室」

上述のような活動を通して、当院への紹介を勧める医療機関や介護事業所が増えてきている一方で、担当者が当院への受診を勧めても、患者さんや家族自身が受診に抵抗があるという事実も明らかとなってきた。

そこで、"生活の場"である地域に、積極的に出る取り組みを始めることにした。

最初はさまざまな団体からの依頼を受けて、佐伯市の旧市街地で、年に10回程度講演会を担当することから始めた。しかし、合併前の旧市町村では交通手段が乏しく、住民が講演会などに参加しづらい現状があった。そこで、各地の公民館に出向き、佐伯市協力のもと、当院職員が参加して「こころの健康講演会」を2012年6月より順次開催し、多くの参加が得られてい

る(表1)。なお、市町村合併以前、当地域では保健所の「精神衛生相談窓口」を「待つ相談」から「出張相談」へと方向転換をし、保健行政と当院職員とが協力して各地の公民館に出向いていた。その経験を活かし、今回の試みはさらに進んだ一般住民を対象とした社会啓発を目的としたものである。

日時は月に2回、勤務終了後、第1・3木曜日19時より2時間枠で行い、保健師と当院職員が精神疾患への理解を深める講演を行った後、8名程度の小グループに分かれて意見交換を行う。当院参加職員がグループに入って進行役を務め、そこで出た意見をまとめて発表し、全体で共有するといった内容である(図2)。

小グループでの意見交換では講演内容への質問のほか、精神科受診への"垣根の高さ"や地域での偏見などの率直な意見が聞かれた。健康教室終了後に参加者を対象に実施したアンケート調査では、講演内容を93％が「役に立った」と答え、92.5％が「精神科への印象が良くなった」と答えた(図3)。さらに、「知人に受診をすすめたい」「自分も調子が悪ければ早めに受診したい」などの行動変容につながる意見も多く、1年が経過した現在、実際に公民館関連での当院への受診が増えている。地域住民に精神疾患や精神科をより身近に感じてもらい、地域で暮らす精神障がい者の理解や、受診行動につなげる試みとして、この健康教室は有益な方法と考えられた。

この健康教室では、精神科病院のスタッフと地域住民との間に「顔の見える関係」を築くことができる。当院からは、看護師、精神保健福祉士、心理士、看護助手、事務職員、補助課、栄養師など、さまざまな部署の職員が参加して

参加してみよう—精神障害の啓発活動 **特集**

表1 「こころの健康教室」講演会参加状況（2012年度）

回数	実施日	地区名	参加人数			
			総数	市民	市役所・振興局	当院職員
第1回	6月7日	上浦	115	91	9	12
第2回	6月21日	蒲江	61	48	5	7
第3回	7月5日	蒲江（畑野浦）	74	60	7	7
第4回	7月19日	鶴見	73	57	7	10
第5回	8月2日	米水津	50	34	9	7
第6回	9月6日	本匠	40	22	8	6
第7回	9月27日	直川	50	29	9	6
第8回	10月4日	宇目	67	50	11	5
第9回	10月18日	弥生	75	64	5	6
計			605	455	70	66

いる。精神疾患を患うことに加え，精神科を受診すること自体の"こころの傷害性"を生の声で理解した精神保健福祉士は，「受診に抵抗がある場合，まずは私どもに相談にいらしてください」と会場で伝えてくれる。参加した事務職員は，玄関を入った瞬間，「来てよかった」と安心していただけるような接遇をしようと心を新たにする。そして，病棟の看護師は，参加することで地域の生活の様子や地域性を感じることができる。病棟で受け持ちの患者さんが，退院後は「ここに戻っていく」ことを意識しながら，日々の看護に携わることができる。

"地域"を感じることのできる健康教室は，このうえなく病院の診療レベルを向上させてくれるものと確信している。まとまった話のできる職員は，講師として頑張ってもらう。しかし，何もできなくても良いのである。参加し地域に出ることからすべてが始まる。

昨年度の好評価から今年度も実施が決まり，2013年6月から2年目の公民館めぐりが始まっ

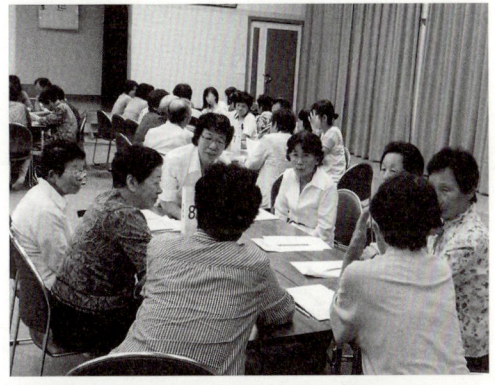

図2 公民館での「こころの健康教室」
佐伯市保健師と当院職員の講演を受けての小グループ討論。各グループの進行は当院参加職員が務める。写真中央は訪問看護の経験もあるT看護師。

ている。会場には昨年度の参加者に加え，評判を聞いた新たな参加者が集ってくれる。

今年度からの新たな企画として，参加者の中でさらに勉強したいという希望者を終了後に集い，後日，内容を深めた「ステップアップ研修会」を開催することとした。それを希望する参

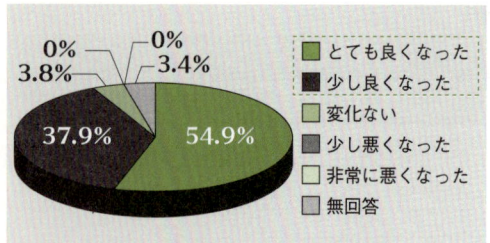

図3　精神科への印象の変化
健康教室終了後に参加者を対象に実施したアンケート調査では，92.5%の参加者が「精神科への印象が良くなった」と答えた。

加者は，2割程度を占める。これらの住民には，今後，民生委員などと協力していただき，専門機関につなげるための，地域での身近な"こころの相談役"の役割を担っていただきたいと考えている。

最後に

平成24年度日本精神科病院協会学術研修会（看護師部門：福岡）のシンポジウムで講演した際，「どうやって公民館での健康教室開催にこぎつけたのですか？」と質問をいただいた。

それはとても簡単で，「前年度から，こちらから市にお願いしただけです」と答えた。自治体としては，精神疾患が，がんや脳卒中と同じく5疾病になったいま，疾患啓発に取り組む責務がある。彼らからすれば，まさに「渡りに舟」なのである。「佐伯市主催，佐伯保養院協力」との企画がすぐにできあがった。予算はほとんどないため，われわれは手弁当での参加となるが，広報（市報，宣伝紙，ケーブルテレビ），会場の手配，当日の運営などはすべて市にしていただける。

学術研修会で，もう1つ驚かれたことが，筆者が当院に赴任し，「この地域にとって"日本一"の精神科病院をめざす」と大風呂敷を広げ活動しはじめて，まだ3年しか経っていないことであった。「短期間に，このような活動ができるのはすごい!!」との評価であるが，当然のことながら私の力ではない。1956年の当院開設以来の長年に渡り，諸機関と連携しながら，また時には田舎の社会内偏見と闘いながら，真摯に当地域の精神科医療・保健・福祉に，代々の職員が取り組んできた積み重ねがあったからこそ容易に実現したのである。

動き出すのに必要なことは，"情報"や"知識"ではなく，"情熱"と"気づき"，そしてほんのちょっとした"きっかけ（契機）"だと筆者は考えている。

「精神科病院が取り組む社会啓発，いつやりますか？」

それは，「いまでしょう!!」

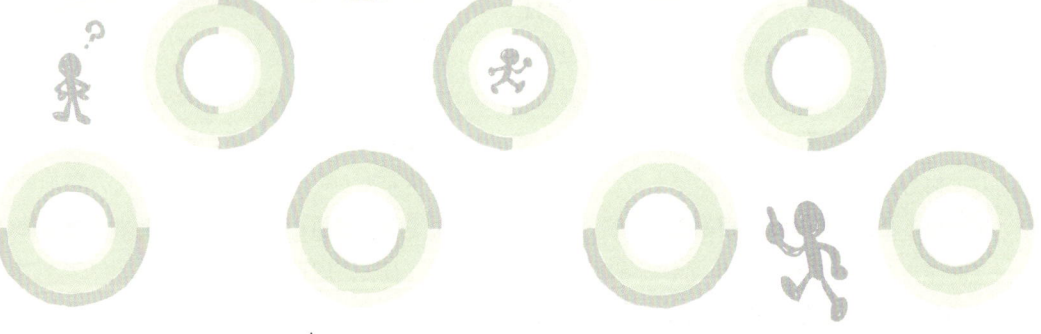

特集　参加してみよう—精神障害の啓発活動

看護が行う啓発活動
こころの健康出前講座を通して

はじめに

　2011（平成23）年に精神疾患を五大疾病に加えることを厚生労働省が発表した。これにより，多くの都道府県では医療計画のなかに"精神科領域に関する啓発活動の充実"というような内容が盛り込まれてきたと思う。このように，こころの健康に対する関心が国レベルで高くなってきているのは事実である。しかし，自死の増加や，精神科に対する偏見なども含めて，こころの健康については十分に理解されていないのが現状ではないだろうか。

　日本精神科看護技術協会（以下，日精看）でも以前から，効果的な啓発活動として，精神科の看護師が看護を通して得た知識や経験を，国民に還元していくことの必要性を考え，ニーズのあるところへ看護師が出向いていく『こころの健康出前講座』（以下，「出前講座」）を行ってきた。まさにいま，その必要性がさらに高まってきているのではないかと考える。

　本稿では筆者が「出前講座」を通して経験したこと，「出前講座」の意義，日ごろの看護に与えた影響，今後につなげるべき課題などについてまとめてみたい。

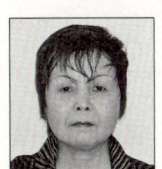

医療法人同仁会海星病院
看護部長（島根県出雲市）
金山千夜子 かなやま ちやこ

出前講座を始めた動機

島根県出雲市は，古くから地域のネットワークのなかで，さまざまな活動を展開してきた歴史がある。それらの活動を展開していくなかで，精神障がい者への偏見が根強いこと，自死やうつ病が多いこと，高齢化率が高いことなど，メンタルヘルスに関するさまざまな問題が見えてきた。そこで啓発活動の必要性を感じ，出雲保健所と"出雲の精神保健と精神障害者の福祉を支援する会ふあっと"を中心に，2004（平成16）年から"こころの健康づくり取り組み隊"を結成し，全国に先駆けて「出前講座」を開始した。当時は筆者を含めて5〜6名の講師で対応していたが，企業，小・中・高等学校，公民館など，あらゆる方面から要望があり，取り組み隊だけの対応では追いつかない状況になった。また，出雲市以外の市町村からも，次々と申し込みがあり，2009（平成21）年から日精看島根県支部で講師を積極的に養成し，全県下で実施をしてきた。昨年度は島根県支部だけでも依頼が30件を超す状況であり，まだまだ講師が不足しているのが現実である。それだけ県民のニーズは高く，「出前講座」の必要性があるのだということを実感できたのである。

出前講座の意義

筆者は「出前講座」の意義を以下のように考えている。

1）啓発活動

こころの健康を国民に広く伝え，理解を求めることにより，精神的健康の維持・増進に役立てることができ，みずからが早期に受診することを可能とする。また，精神科に対する偏見の除去につながり，誰でも安心して住むことができる街づくりをめざすものである。

2）精神科看護の専門性と質の向上

専門的知識や情報を地域活動のなかで活かしていくことで，看護師としてのモチベーションが高まる。同時に，知識や技術を整理して人に伝える訓練を重ねることで，さらに看護の質を向上させていくことができる。

3）精神科看護の公益性

国民のニーズに応えていくことで，精神科看護の社会貢献に役立つ。

4）近くへ出向くことの効果

できる限り近くの病院から出向いていくことが「出前講座」の特徴であるが，その効果を以下に紹介する。

①自分の病院を紹介することで，病院の存在を地域に認知してもらうことができる。実際に出前講座を受講してもらった人から「精神科病院に対して抱いていたイメージと違って，いつでも，誰でも受診してよいのだという気分になれた」「精神科の〇〇病院は特別な病院だと思っていたが，そこの病院の看護師さんの話を聞くことができて，病院を身近に感じることができた」などの感想も聞かれ，早期受診や偏見を減らすことにつながるのではないかと考える。

②病院を認知してもらうことで，病院の利用者が増え，病院経営にも役立つ。

③地元での開催のため，誰でも気軽に普段着のまま参加してもらえることの意味は大きい。

こころの健康出前講座を実施するにあたって

1) 講師養成について

　日精看では出前講座の講師養成研修を開催し，全国で多くの看護師が登録している。しかし，なかには人前で講義をするということに対し自信がもてない人もいる。筆者も最初のころは緊張の連続で参加者の顔もろくに見られなかったことを記憶しているが，講師の経験を重ねていくうちに心にゆとりができ，それが自然と自信につながっていくことも体験している。

　しかし最初の緊張はできる限り少ない方がよいという思いから，島根県支部では自信のない人には先輩の「出前講座」についていってもらい，場の雰囲気や講座のノウハウなどを学ぶという方法をとっている。たとえば，A病院の看護師が，B病院の看護師の出前講座についていき，実際の場面を見学する。それらの体験を通して，知識や技術を学ぶだけではなく，面識のなかった看護師同士が「出前講座」を通して親睦を深めたり，講師間で相談しあったりするなどの連携をもつことができる。また，かつて自分が教わったように後輩に伝えることで，次々と講師が育っており，現在島根県支部で登録している看護師は12名である。

2) PRについて

　島根県支部では，事業を始める前に支部役員がパンフレットを持って地元の保健所や市役所，障害福祉課，心と体の相談センターなどに説明に行った。また，日精看島根県支部として，さまざまな会議に出席することがあるが，そのときにも機会があれば「出前講座」についての情報を発信している。その結果，島根県自死総合対策連絡協議会などで，「出前講座」は啓発活動の大きな柱として活用してもらっている。このようにその気になればいくらでもPRする機会はある。いちばんありがたいことは「出前講座に来てもらってよかったという話を聞きました。今度はぜひ私の所にも来てください」と依頼されることである。このように口コミで評判が広がっていくことが「出前講座」の何よりの評価であると思う。

3) 事前準備について

　まず担当者と，希望される講義内容，対象者の性別や年齢層，参加人数，時間などについて打ち合わせをしておく。また，依頼先周辺の名所や特徴，土地柄（自死が多いところか？　高齢化は？　偏見は？）などについても，前もって把握しておく。それらを講義に取り入れることで話に深まりが出たり，親近感が高まったりするなどの効果がある。そのなかで，依頼先の要望に適した資料を作成していくが，その資料は，できる限り自分で作ったものがよい。既成資料の引用だけではなかなか伝わらないと筆者は考えている。大変でも自分で作成した資料を使って自分の言葉で話す訓練をしたほうがよいと思う。

4) 講座の実際

　われわれが日常的に使っている言葉が，必ずしも一般の人の常用語であるとは限らない。また，そして，教科書に書いてあることをだらだらと話しても伝わりにくいため，実際にあったことなど事例を通して説明したほうが関心をもたれやすい。また，場の空気を読みながら，途

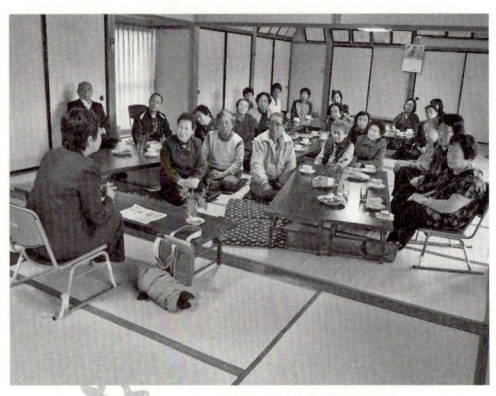

写真1　公民館での開催風景

中にテレビなどで話題になっていることを折り混ぜたりして，メリハリをつけるのも1つの方法である。地元で話す場合には方言を使ったり，依頼先の自慢話に触れたりすると場が一体化して効果が上がることも体験している。

こころの健康出前講座を経験しての感想 —出前講座で印象に残っていること

　職場で義務づけられているところへ出向いて「働き盛りの人のメンタルヘルス」という内容で話すことも多い。しかし，真剣に聞いてくださるのは医務課などの担当者と管理者の方だけで，ほとんどの人からは「これも仕事のうちだから仕方がない。聞いておこう」とか「うつ病など自分には関係ない話だ」などというような雰囲気が伝わってくるときもある。こんなときには話している自分自身もつらくなってくる。「私の話し方がおもしろくないのか」と自分を責めたり，「何よ！　この態度は！　聴く気があるのか？」と相手を責めたりする気持ちになることもある。しかし，講義に対するモチベーションの低い人たちの意識を，どうしたらこちらに向かせることができるのかという，"戦闘"意欲のようなものが湧いてくる。

　30歳代から50歳代の男性が多い職場へ出向いたときのことである。スライドに当時流行っていたゴーカイジャー（戦隊ヒーロー）が戦っている写真を使ってみたところ，話をしているときにはこちらを向いてくれなかった人たちを，一斉にスライド画面に釘付けにすることができた。「戦隊もの」に興味をもつ年ごろの子どもがいる人か，昔を思い出したのかはわからないが関心の高さが伺えた。そこで「私は毎日孫と一緒に戦隊ものに変身して戦っている普通のおばあさんだ」ということを説明し，急に親しみを感じてもらうことに成功したのである。しかし戦隊ものには流行があり，時代遅れにならないように孫に付いて必死に勉強せねばならないという『苦労』がある。それ以来，筆者の出前講座用ファイルには，必ず時代に合った戦隊ヒーローの写真が入っている。場の空気を読む工夫をして，興味を引くような話題に変えたり，講師の趣味や人柄などを表す写真などを取り入れたりする余裕がでてくると，相手の気持ちを汲み取りながら話すことができ，聞く人，話す人，主催をする人などの間に，一体化した場の空気を感ずることができる。このとき「出前講座」の最大の手応えを実感できるのである。

　高齢者サロンや公民館などで開催する場合がある。そこでは自分の意思で参加されるため，最初から聞こうとする姿勢が感じられて，会場の雰囲気は最初から盛り上がっている。筆者が住んでいる地域は田舎のため，畳敷きの公民館での開催が多い（写真1）。そこではお茶やお菓子はもちろんのこと，季節を楽しめる煮しめや漬物，時には手づくりのおはぎが出たりす

る。真面目に話している途中にもお菓子などが回ってくることは当たり前の光景で「そこ，煮しめでもつまんでごしなはい（煮しめでも食べてください）」と話を遮られることもしばしば。「いまとてもいいところなのに〜」と思いつつも，途中で休憩して煮しめを食べながら「味が染みていておいしいですね」という会話になってくる。このようなことをしながらでも，聴講者は真剣に話を聞いてくださる。

高齢者サロンでの参加者の感想は「認知症の予防がわかったので，少しでも実行したい」「お互い助けあっていけば認知症は怖くないのだ」「ぼけても安心して暮らせること，認知症になっても幸せに暮らす権利があることがわかった」などの感想が寄せられた。会場に来られたときよりさらによい顔をして帰ってくださり，筆者自身もとても気分よく話せたと実感できたときにこそ「出前講座」の醍醐味は味わえるものである。

さて，小・中学校で行っている出前講座について紹介する（写真2）。いま学校では，いじめや不登校からの引きこもりなど，さまざまな問題を抱えている。なかには，精神的な不調があっても誰に相談してよいのかわからず悩んでいる子もいる。またなんらかの精神疾患が初発する年代に差し掛かるときでもあり，早めの対応も求められている。このようにこころの問題について，子どもたちや教員たちが理解を深めるために，授業の一環としてこころの健康教育が取り入れられている。小・中学生に関心をもってもらえるように，わかりやすい用語の説明や，風船，クッションなど小道具を使っての講義。さらに4〜5名の看護師による寸劇なども行っている。

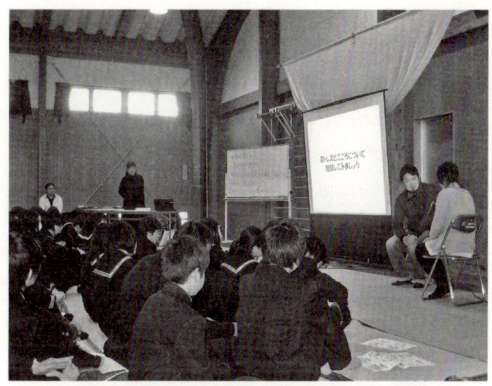

写真2　中学生を対象とした出前講座

島根県支部の看護師たちの名演技を見学させてもらったことがあるが，小・中学生が身を乗り出して見入っている姿に感動した。ある中学生からは「こころや命の大切さを学びました」「精神科は特別な科ではなく，何かあったら，誰でも気軽に早く受診することが大切だと知りました」「看護という仕事は，病院に入院されている人の面倒を看るだけかと思っていましたが，病院の外に出て活動されていることを初めて知りました。看護の仕事の素晴らしさに，胸を打たれました」などの感想が寄せられた。出前講座がこころの病気に対する啓発や，精神科に対する偏見の打破に効果があり，さらに看護師という職業の理解につながったことの成果も大きい。また実際に講師としてかかわった看護師は「子どもたちの生き生きとした表情を見て，私たちの活動が子どもたちの健やかな成長につながるように，今後も工夫しながら続けていきたいと強く感じている」と感想を述べていた。

「出前講座」を実践するなかで注意していること

①「偉い先生気分」で行ってはいけない。われわれは"啓発活動をさせていただく"という趣旨のもと，場を提供していただいたことに感謝をするくらいの気持ちが大切である。

②個人情報の保護に関しては特に注意しなければならない。事例を通して話したほうが理解されやすいが，その場合特に内容を変えて，個人が特定できないような配慮が必要である。また，質問を受けるときには，個人情報についての配慮を，前もって伝えておくようにしている。

③会場のなかに当事者や関係者がおられるかもしれないことを意識して話を進めなければならない。筆者は「出前講座」を始めて間もないころ，緊張感が強いあまり，場の雰囲気をよくしようと冗談を言ったり，ウケを狙ったりしてその場を切り抜けた。終わってから，1人の女性が「私はうつ病の治療を受けています。うつ病はそんなにおもしろおかしく話されるようなものではありません。とてもつらかったです」と言われたことをいまでも忘れることができない。当事者の方たちにつらい思いをされるようなことは絶対にあってはならない。これは筆者の苦い経験から得た貴重な学びである。

出前講座が臨床看護に与えた影響

高齢者サロンでの講義が多いある看護師は「出前講座では，一生懸命参加者のみなさんの顔色や反応を気にしながら話している。しかし病棟では患者さんの訴えに対し，どれだけ真剣に聞いたり，反応に注目したりしていただろうかと反省している。この体験が病棟の看護に活かされている」との感想を述べ，さらに「高齢者サロンでは私自身が本当に癒される。病棟でも患者さんたちとのかかわりを通して自分自身が癒され，その気持ちで看護ができたら患者さんたちはもっともっと癒されると思う」と話してくれた。

現在の精神科病棟には，高齢化に伴い身体合併症の患者さんや，なかなか快方に向かわず慢性に経過している患者さんたちが多い。そのようなときに「出前講座」を通してたくさん新たな発見をして，感動して，また病棟に帰って新鮮な気分で看護にあたることができるのは大きな効果である。ここに，出前講座が臨床現場に与える影響があるのではないかと考える。

今後の課題

1) 聴講者の理解や感心の度合い

本当に聞いてほしい人には聞いてもらえていないのが現実である。40歳代から50歳代の働き盛りの男性に，自死や未治療のうつ病などが多いといわれている。しかし自由参加の講座ではそういう人の参加はほとんどない。また，職場で義務づけられている場合でも，参加はしているが，できる限りそのような話題から避けようとされている雰囲気が感じられる。この人たちへの啓発活動をどのように進めていくかがいちばんの課題である。講義を聞いてくださった人を通しての啓発も大切なことであり，草の根運動のように地道な活動を継続していかねばならないと考えている。

2) 看護部長, 支部長の理解や関心の度合い

　日精看が行っている学術集会や専門学会などでは『こころの健康出前講座』のブースが設けられている。筆者も顔を出す機会があった。そのブースに来られる看護師たちはみなさん出前講座の講師をやってみたいという意欲を示されて, 想像以上に関心があることに驚いた。しかし, その関心が個人レベルに留まり, 支部全体の認識にまでは達していないところもあった。まずは個人レベルの関心の積み重ねが大切であるが, そこで話題に出てくるのが「看護部長に理解がなくて～」ということである。この事業は日精看や自分の病院の看板を背負って行うものであり, 支部長や看護部長の理解と協力が必要不可欠である。この機会に精神科認定看護師を活用することもよいことだし, 前述したように, 病院および支部全体に講師の輪が広がっていけば, 看護師個々のモチベーションも高まってくるのではないかと思われる。

　看護部長の方々にお願いしたいことは, 何より, 国民はわれわれの"出前"を待っておられるということをご理解いただきたいと思う。

3) 精神科に携わる人のこころの健康への理解

　いま, 地域や企業, 学校などで積極的にこころの健康に関する研修の機会が設けられている。そのなかで, こころの不調をきたしている人たちへの対応も真剣に考えようという気運が高まってきている。一方で, 果たして精神科病院や看護学校など精神科の専門職集団は, 職員や学生のメンタルヘルスについて, どれだけ考えているのか。最近はどの職場でも人間関係がうまくつくれなかったり, 失敗したときの対処方法が見つけられなかったり, 身の丈以上の"プライド"という鎧が脱げなくて苦しんだり, 逆に劣等感をもち続けたりする人たちがいる。多くの企業では上司が部下のこころのケアについて, また, うつ病で休んでいる職員の職場復帰に対しての配慮などを真剣に考えられており, ライン研修などでの出前講座の依頼がある。講師をしながら"われわれの職場や看護学校で, 人間関係や仕事, 勉強などなどで苦しんでいる人たちはいないのか, その人たちのこころにどれだけ寄り添うことができているのか"と考えさせられる。あまりにも身近であるがゆえに, 見逃しているものはないのかといことを, 筆者自身の課題として常に意識しておかねばならないと考える。

おわりに

　ある中学生が「看護師は病気の人だけを看るのではなく, 健康な人に対して, 予防なども含めた活動することも大切だということがわかった」と感想を述べてくれた。筆者自身も長年精神科看護に携わっていて, 目の前の精神疾患患者さんだけを看ていたのではないかと反省した。精神科看護は"こころの健康について, すべての人々を対象にかかわっていかねばならない"ということを「出前講座」を実践して強く感じているところである。

　災害・不景気・高齢化・新たな感染症の流行など, われわれの身近にも多くのストレス要因は潜んでいる。こころの健康が保てるような活動を, 1人でも多くの仲間と一緒に実践できることを願ってまとめとしたい。

※本稿掲載の写真は許諾を得たうえで掲載しています。

特例社団法人日本精神科看護技術協会こころの健康出前講座事業
「こころの健康出前講座」について

こころの健康出前講座の主旨

「こころの健康出前講座」は，地域住民を対象とした精神保健医療福祉に関する普及啓発事業として位置づけ，精神科看護師が対象者からの依頼に応じて地域に出向いて「こころの健康」に関する講義や演習を行い知識や技術の提供を行います。また，こころの健康に関して問題を抱えている人に対し，相談・助言などを行います。この活動は，地域住民のこころの健康や精神障害に対する理解を深める機会を提供する社会貢献事業です。

こころの健康出前講座の概要

1）目的
①地域住民のこころの健康に対する理解を深め，個人や周囲の人のこころの健康の維持増進をはかります。
②精神疾患の正しい知識やかかわり方を知ることで，精神障がい者への理解を深める機会を提供します。

2）対象者
主として，地域住民を対象とします。
①地域住民（精神障がい者や家族を含む）
②企業の社員（一般企業など）
③障がい者や高齢者が利用する施設の職員（特別養護老人ホーム，福祉施設など）
④小・中・高の学校の学生・教員・保護者
⑤公民館，民生委員などの関係者
なお，医療職を対象とする場合はこの事業の対象にはなりません。

3）内容
対象者からの依頼に応じて，当協会のこころの健康出前講座に講師として登録している講師が出向き，相談・助言を兼ねた講座を実施します。

4）方法
申し込みを受けて派遣する講師を選定してください。

こころの健康出前講座の講師について

1）登録されている講師
当協会では，こころの健康出前講座に派遣する講師を養成・登録しています。
登録されている講師は，下記の要件を満たしている方々です。
①精神科看護の経験が5年以上の看護師，准看護師
②精神科認定看護師
＊上記（1）もしくは（2）の方で，下記A）またはB）のどちらかを満たしている方はこころの健康出前講座の講師を担当することができます。

A）当協会が主催する「こころの健康出前講座講師養成研修会」を修了している。
B）都道府県支部支部長からの推薦を得ている。
＊講師登録は原則として上記の要件を満たすことが必要ですが，平成26年度までは以下に該当する方も様式7＊を提出することで登録いただけます。
・登録要件（1）または（2）に該当しないが，支部長が実績を認めたうえで推薦した方。
・当協会会長の推薦を受けた方。

講師登録の方法

1）こころの健康出前講座講師養成研修会を受講する場合

この研修会を修了したうえで，講師登録を行うことを推奨します。講師登録のための『登録用紙』の提出・申請，講師登録を希望する方で，「こころの健康出前講座講師登録要件」を満たしている方は，下記の申請を行ってください。
①「こころの健康出前講座」講師情報登録用紙（様式4＊）に必要事項を記入，様式4－別紙＊に示すキーワード一覧で自分の得意なテーマを選択し，ホームページに写真掲載を希望する場合は，顔写真も同封（貼付可）してください。
②所属する施設長の署名・捺印を得て，12月末日までに当協会へ郵送してください。

2）支部長が講師推薦を行う場合

すでに出前講座に実績のある方については，支部長の推薦により登録することができます。下記の手順にそって手続きをしてください。
①講師登録の要件をご確認ください。
②推薦を行う前に，推薦予定者の登録の意思を確認してください。
③推薦予定者の意思を確認できたら，様式4＊と様式4別紙＊を渡して，必要事項を記入のうえ様式4＊と顔写真を揃えて支部事務局に提出するように伝えてください。
④支部長は，推薦状（様式7＊）に記入してください。
⑤推薦予定者から提出された様式4＊と顔写真を確認して，推薦状（様式7＊）を添えて協会へ郵送してください。

講師登録の要件を満たしていなくても，支部長が出前講座の実績を認める方については，平成26年度までは講師登録をいただけます。上記の手順でお手続きください。なお，平成27年度以降は，「こころの健康出前講座講師養成研修会」を受講することが必須となる予定です。

3）講師登録の完了
①申請書類の審査を行った後，登録完了の通知を講師に送付します。なお，支部長推薦での講師登録の場合は，支部長と講師の両方に結果を送付します。
②登録された講師には，登録完了通知と一緒に「講師ガイド」を同封します。
③当協会ホームページの「こころの健康出前講座講師登録一覧」に掲載されます。

こころの健康出前講座講師登録一覧

（1）協会ホームページで，こころの健康出前講座の講師をご覧いただけます。
（2）一覧の更新は，年1回行います。
（3）テーマに合う講師を選定いただけます。

よくある質問

これまでにあった,「こころの健康出前講座」に関するご質問と回答をまとめております。

1)「こころの健康出前講座」とはなんですか

精神科領域で働く看護師・准看護師（当協会に登録している講師）が,「こころの健康に関すること」をテーマに,依頼者から指定された日時・場所に出向き,希望のテーマにそった内容のお話をさせていただきます。開催形式や方法は,50名以上の方を対象とした講演会やセミナーから,10名以下の少人数で一緒に考える座談会など,さまざまです。

2) 誰でも「こころの健康出前講座」を申し込みできるのでしょうか

当協会の会員に限らず,どなたでもお申し込みいただけます。実際に,学校や企業,個人の方々からお申し込みいただいております。

3) 申し込み手続きの方法を教えてください

当協会の指定用紙「こころの健康出前講座申し込み用紙1*」をご提出いただきます。お申し込み受付は,当協会,または,47都道府県に設置している支部で行っています。なお,一部の支部では,申し込み受付を行っていない場合もありますので,まずは協会にお問い合わせください（協会TEL：03-5796-7033　専用フリーダイヤル：0120-891939）。

4)「少人数の学習会で夜の開催」という場合でも依頼できるのでしょうか

ご依頼いただけます。たとえば,「19時から10人くらいのグループでの座談会のような形でお願いしたい」などのご希望にもそうことができます。ただし,講師の都合などでご相談させていただく場合もあります。

5) 機材（マイクやパソコンなど）が準備できません。そのような会場でも開催できますか

開催可能です。事前にその旨をお伝えいただければ,講師もその状況に合わせて対応いたします。

6) 派遣される講師は,どのような方ですか

当協会が登録している講師は,精神科領域に5年以上の勤務経験をもつ看護師または准看護師です。うつ病やアルコール問題など,専門領

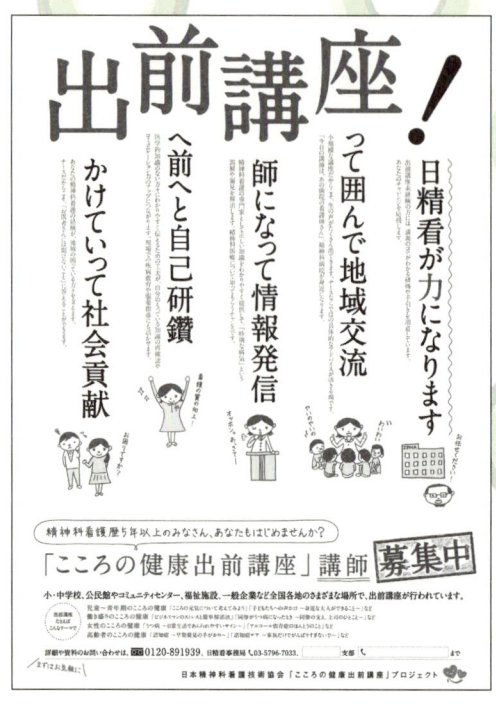

参加してみよう—精神障害の啓発活動 **特集**

域の知識に優れた精神科認定看護師などの講師陣が揃っています。

7）派遣いただきたい講師を，自分たちが選ぶことはできますか

できます。当協会ホームページの講師一覧から選んでいただけます。

8）講師の交通費や謝金の費用は，おいくらでしょうか

講師への交通費や謝金は当協会が支払います。出前講座のお申し込み者には，会場費，備品代，講師資料の印刷代をご負担いただきます。

9）どのようなテーマで依頼すればよいのでしょうか

テーマは自由です。参加対象者に合せて，関心のあるテーマをご希望いただけます。ご参考までに，テーマの一覧は下記をご覧ください。

【過去に開催された時のテーマ例】
- 学童期対象の場合：いのちの大切さ，こころの発達と健康など
- 思春期対象の場合：自分探し，こころの病，メンタルヘルスなど
- 働き盛りの人対象の場合：メンタルヘルスと復職支援，うつ病についてなど
- 高齢者対象の場合：家族へのこころのケア，老いとこころの健康など

〈各種様式について〉
様式1：こころの健康出前講座申し込み用紙
様式4：「こころの健康出前講座」講師情報登録用紙
様式4-別紙：キーワード一覧
様式7：推薦状

本稿は「こころの健康出前講座」支部開催要項（改訂版）をもとに作成したものです。
また，＊様式については特例社団法人日本精神科看護技術協会のホームページ http://www.jpna.jp/ からダウンロードいただけます。

●こころの健康出前講座講師養成研修会

福岡会場：平成25年9月28日（土）／場所：福精協会館3F
東京会場：平成25年12月8日（日）／場所：品川キャナルビル7F
定員：40名
＊定員になり次第締め切らせていただきます。
対象：精神科領域に従事する看護師・准看護師
＊講師登録には5年以上の精神科看護の経験が必要です。
資料代：3,000円　＊事前にお振り込みいただきます。
お申し込み：協会ホームページからお申し込みいただけます。
申し込み期間：それぞれの開催日3週間前まで
＊定員になり次第，締切ります。

【プログラム】
9：00～　受付
9：20～　オリエンテーション
9：30～11：00　こころの健康出前講座の実践
□講師の心構えとプレゼンテーションのコツ
11：10～11：40　「実践！こころの健康出前講座」
11：40～12：00　「こころの健康出前講座を体験して」
□実践報告
12：00～　講師登録の手続き等の説明（10分程度）
13：00～16：00　演習
＊時間は変更になる場合がありますので各会場のご案内でご確認ください。

精神看護出版の本

タイプやステージによって異なる認知症のケアと，老年期に好発する精神症状を区別してかかわっていくことで，老年期ケアは大きく前進する。

老年精神医学
高齢患者の特徴を踏まえてケースに臨む

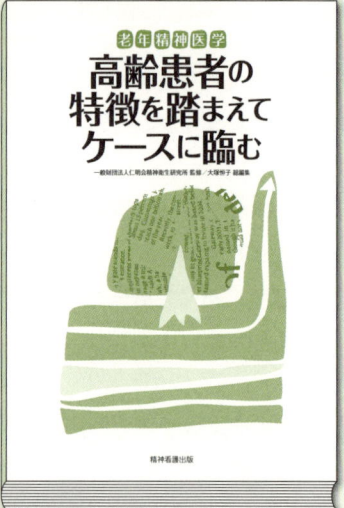

【監　修】一般財団法人仁明会精神衛生研究所
【総編集】大塚恒子（一般財団法人仁明会精神衛生研究所）

2013年8月10日刊行　B5判　216頁　2色刷
定価2,520円（本体価格2,400円＋税5％）
ISBN978-4-86294-049-0

　老年期の精神障害には，2つの大きな特徴がある。1つは老年期特有の生活環境の変化（たとえば，孤立，引退，身近な人との離別，死別など）との深い関連であるが，いま1つは，他の年代の精神障害とくらべると，「脳の器質性変化」が原因となっていることがきわだって多い，ということである。本書は，そのような高齢者精神障害の特徴を踏まえて，まず，第1部において，一般的な老年精神医学に関する事柄とともに，老年期の脳の器質的な障害についての十分な説明がなされており，第2部には，高齢者における精神障害の看護・介護についての基本的な考え方や，倫理的な問題，リスクマネジメント，家族に対する接し方，さらに，ケースを通しての看護・介護の実際について具体的に述べられるという展開となっている（「刊行にあたって」より）。

【主な目次】

第1部　高齢患者の特徴

PART1　老年期の中枢神経系の脆弱性
- 血管性変化
- 形態的変化　　　　　　など

PART2　老年期初発のせん妄
- せん妄の定義と分類
- せん妄の原因　　　　　など

PART3　老年期精神障害
- 老年期精神障害の特徴
- 高齢化精神障害　　　　など

PART4　認知症
- アルツハイマー型認知症
- レビー小体型認知症　　など

PART5　脳神経症候
- 運動障害
- 摂食・嚥下障害　　　　など

PART6　老年期精神障害の経過と予後
- 老年期精神障害の経過と予後

PART7　精神科病院での入院治療と外来治療
- 入院治療
- 重度認知症患者デイケアなど

第2部　ケースに臨む

PART1　対応に苦慮している高齢者看護の臨床
- 一般診療科，精神科，介護施設で困っている場面　　　　　　　　　　　　　　　など

PART2　高齢者精神障害の看護の基本
- カンフォータブル・ケア
- アクティビティ・ケア　など

PART3　高齢者への倫理的配慮とリスクマネジメント
- 高齢者への倫理的配慮
- 高齢者へのリスクマネジメント　など

PART4　対応困難な高齢者の看護の実際
- 高齢者の生理的反応による異常行動の事例
- 高齢者にみられた術後せん妄の事例　など

PART5　高齢者の精神疾患の看護
- 高齢化した統合失調症患者の事例
- 遅発性緊張病の事例　　など

PART6　認知症の看護
- 認知症看護を展開するコツ
- 原因疾患や病期の経過による看護の特徴を理解する

PART7　家族看護
- 家族のたどる心理的ステップと家族の感情表出のケア
- 認知症性疾患別の家族ケアの特徴

特集　参加してみよう―精神障害の啓発活動

学校で語りの場をつくる
中学生へのメンタルヘルスリテラシー教育の実践を通じて

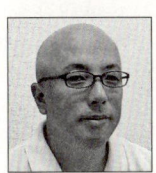

聖隷クリストファー大学看護学部
精神看護学 准教授（静岡県浜松市）
篁 宗一 たかむら そういち

学校メンタルヘルスリテラシー教育研究会の概要と教育の意義

　教育現場にメンタルヘルスリテラシー教育（以下，メンタルヘルス教育）を届けることを目標に，学校メンタルヘルスリテラシー教育研究会（以下，研究会）は活動しています。その背景には，人生の早い時期に精神疾患や，そのほかの精神的不調を抱える割合が高いことがあります。そして問題を抱えたのちにもしばしば対応が遅れ，医療を受けられない，また専門家を活用できない実態があります。対応の遅れは，精神的な不調を抱えた者の予後を中長期的に悪化させます。逆に早期に対応することが，その者の予後を改善するのです。

　そのための予防的な取り組みには個別に対する支援と，集団を対象にした支援がありますが，研究会では集団を対象とした心理教育的なアプローチを，児童・思春期にある対象者が生活の大半を過ごす場所である学校で行うことにしています。メンタルヘルス教育の特長は，知識や意識を底上げできるというところです。自分だけでなく，友人同士の関係性の中で支えあいが生まれる利点があります。このような教育を予防の方法として位置づけ，対象者に合わせてつくりあげ，そして実践する。またその効果を測るというのが大まかな手順です。

表1　学校メンタルヘルスリテラシー教育研究会の活動の変遷（全家連～NPO法人コンボに至る経過）

〈啓発活動を主として〉

平成13～14年度：
〈精神障害の脱偏見を目的としたガイドラインの作成（全家連）〉
　精神障害の啓発活動を実践するためのガイドラインを作成しました。
〈精神障害の啓発活動のガイドラインを作成〉
　啓発活動の全国調査を実施。そのなかから長崎，愛媛，長野などの啓発活動をインタビューしたのち，啓発のビデオを作成しました。学校で障がい者との交流を促す事例から，接触体験は偏見除去に効果的であることを紹介しました。
〈啓発活動のビデオ作成〉
　啓発活動の全国調査を実施。そのなかから長崎，愛媛，長野などの啓発活動をインタビューしたのち，啓発のためのビデオを作成。学校における障害との接触経験は，偏見除去に効果的であることがわかりました。
〈中学生・高校生を対象にした精神保健ニーズ調査〉
　メンタルヘルス教育を実施する対象と，教育内容を検討するために全国調査を行いました。その結果，中学生と高校生を比較すると，中学生のほうがメンタルヘルス教育を実践する時期として適していることがわかりました（つまり早期の教育が効果的であるということがわかった）。そしてその内容は脱偏見だけでなく，メンタルヘルスリテラシーの向上を目的としたものが望ましいことがわかりました。

〈脱偏見からメンタルヘルスリテラシーの増進へ〉
平成15年度：中学校での教育内容の作成と，評価尺度づくり
平成16年度：千葉県の1つの中学校を対象に，教育プログラムを試行
平成17年度：島根県の中学校での実施（現在に至る）
平成19年度：東京の中学校での実施（現在に至る）
平成22年度：小学生に拡大（教育作成と試行的な実施・評価）
平成23年度：高校生に拡大（同上）
平成24年度：大学生に拡大（同上）

　メンタルヘルス教育を行うことによって得られる効果は，教育を受けた側のメンタルヘルスの予後の向上，つまり現在何も問題がない人はその状態を維持すること，またメンタルヘルスへの知識・関心の乏しい生徒にとってはメンタルヘルスリテラシーを向上させることであり，最終的には早期介入・支援を実現することが本研究会活動の趣旨です。

　本誌で教育現場におけるメンタルリテラシー教育について連載した（2011年4月号～12月号）以降も，私たちは変わらず教育現場を耕しつづけ，可能な学校では継続してメンタルヘルスリテラシー教育を進めてきました。対象は主に中学生ですが，最近では小学生，高校生，大学生にも実施しているところです。また長いものでメンタルヘルス教育を継続している島根県の中学校では今年9年目となりました。しかしそうした例がある一方で，現在も充分に教育が行える環境が整っているわけではありません。発展途上の段階です。教育を実践する者も十分ではなく，人材の定着も難しい。また人材を育成しても適切な教育機関が見つからないことなど，いつも困難に直面しています。

　しかし難題を抱えながらも教育に携われるのは楽しいものです。生徒たちは若く，純粋で，いろいろなことを気づかせてくれます。

メンタルヘルスリテラシー教育の経過

　現在推進するメンタルヘルス教育の経過に

ついて大まかに述べたいと思います（表1）。すでに述べたようにメンタルヘルス教育の主たる目的は早期介入・支援の実現です。しかしその始まりは「偏見の除去（アンチスティグマ）」を目的としたものでした。もともとその目的を果たすための方法がメンタルヘルス教育であったわけです。アンチスティグマとメンタルヘルス教育は大きく関連しています。啓発活動によって脱偏見をめざすことはメンタルヘルスリテラシーを向上させることの一部であり、早期介入にもつながるのです。

また自分自身の経験からも、精神障害の啓発活動をしようと思った理由があります。私の母は精神科の看護師をしていました。小さいころ母が働く精神科病院に遊びに行き、看護師さんや患者さんたちにもよく可愛がってもらったことを思い出します。患者さんたちはコミュニケーションをしっかりとれるわけではありませんでした。ぶつぶつと言葉を発して、不可解な行動をとっていました。いま思えば幻覚や妄想だったのでしょう。子ども心に怖いという思いもありました。その一方で、患者さんはお菓子をくれながら何かを話しかけようとしていました。「どうやらこの人たちは決して悪い人ではなさそうだ」と肌で感じることができました。

このように精神科病院は内側から見るのと外側から見るのとではまるで違います。そして、残念なことに多くの場合には外側からしか眺めることができません。当時はいまと違って、その病院もあまりきれいな病院ではなく、外から見ると病院は汚れたように見えて、周囲を囲う板張りの塀も臭く、檻は頑丈でいかにも怖い雰囲気でした。小学生の同級生には軽々しく母の働く病院について話すことができなかった覚えがあります。これらの隔たりを感じさせた個人的な経験は、メンタルヘルスリテラシー教育を行ううえでいまも強力な原動力になっています。幸いなことに小さいころに知らず知らずのうちにみずからが経験してきた障害や医療との接触体験が、実は偏見の除去には有効であることを知ったのは後になってからでした。小さいころから自然に精神科に接したことが、いまの自分へとつながったように、早期に障害と触れあう接触体験は偏見除去に有効です。ただし、中途半端に接触するのでは、その意味が理解できませんし、かえって偏見を助長する恐れもあります。そこで意味を裏づけできる専門家の存在が重要になってくるのです。

看護師が啓発活動に参加する意味

これには、組織的には社会貢献、個人的には自己研鑽など、さまざまな意味が考えられます。精神科看護師が行う「出前講座」の可能性について探るために助成（木村看護教育振興財団）を受けて、平成25年3月〜4月にかけて出前講座の実態について日本精神科看護技術協会の都道府県支部を対象に調査を行いました。47都道府県中、回答があった34の支部（回答率72％）の結果を整理しました。「実施状況」として明らかになったのは、11の都道府県支部では過去1年間に出前講座自体は行われていましたが、そのうち3か所しか、教育機関で実践していないということでした。つまり現時点では教育機関での出前講座はほとんど行われていません。「教育機関での出前講座の実施がない理由」は、広報が不足している（58％）、講師がいない（10％）、組織体制が整っていない（10％）な

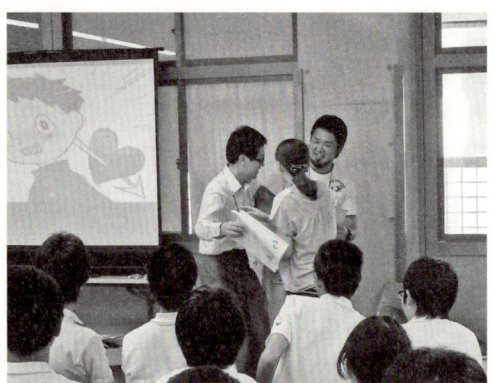

写真1 授業中の寸劇の一コマ

どの理由が多かったようです。学校からの依頼に応えたくても，出前講座を行うそもそもの場所がないことや準備が整わないことから実現することが難しいという背景もあるようです。

また，「精神科看護師が教育機関で出前講座を行うメリットは何か」の問いには，下記のような回答が得られました。

【啓発によって期待される効果】
- 精神障害をもつ人との接し方を含め地域の方々の理解を深められる
- 精神疾患への正しい知識を身につけられる
- ネット社会により誤った知識や見解が氾濫しているため，それらを少しでも訂正できる機会が得られる
- 精神科を身近に感じてもらえることが，うつなどの早期受診，早期回復につながる
- こころの健康について考える機会になる
- 病気でなくても落ち込んだりすることは，子どもからお年寄りまで誰にでも起こることだと知ってもらうことで，こころの病気・メンタルヘルスについて啓発できる
- 「精神科」のとらえ方を変えることでメンタルヘルスのより深い理解に結びつけられる介入者となればよい
- 精神障がい者が地域社会で暮らすうえでの問題などを知ってもらえる
- こころの健康を考え，「命の大切さ」を伝えることで問題解決につながる

【専門家としての視点】
- 臨床での体験を踏まえて話すことができる
- 精神疾患，障害の正しい知識を伝えることができる
- 具体的な事柄を伝えることが可能なため理解してもらいやすい
- 身近な話題から話ができるのではないか

【結果として期待できる効果】
- 看護の質の向上
- 講師としての自信が自己のレベルアップにつながる。また看護の魅力を伝えることができることや，予防的な働きかけができる
- 早期に精神科疾患に対する理解を深めることで偏見の軽減につながる
- 精神看護の理解を深め，精神科看護師の認知度やイメージをアップできる
- 自殺抑制につなげる
- 精神疾患をもつ人への理解が得られる

これらを考慮すれば，精神科看護師はすでに教育による具体的な有益性をイメージできていると思われます。反対に「デメリットは何か」の問いに対しては以下のような結果でした。

【情報の提供の仕方とその他の要因による不安】
- 精神科への不理解や偏見の増長
- 「うまく伝わればいいが」という不安
- 全体像を聞きとって理解してもらえない場合にポイントのみで理解したつもりになり誤った知識が広がることがないとはいえない
- 講師の力量や言葉の選択，プレゼンテーショ

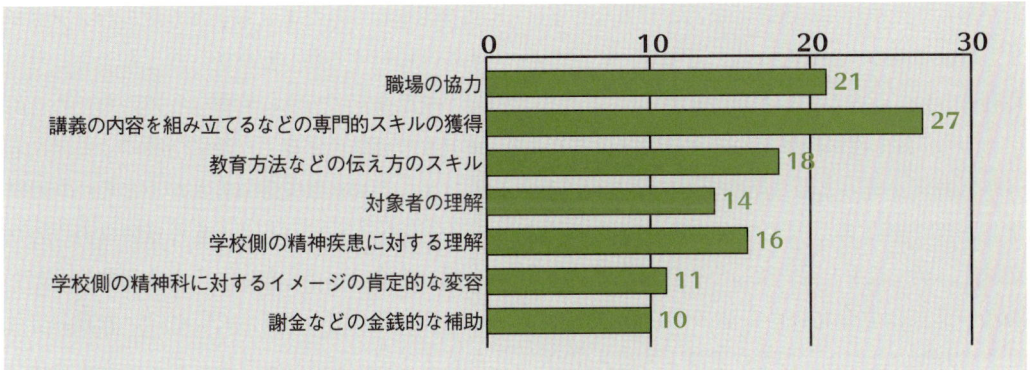

図1 「今後，精神科看護師が教育機関を対象に出前講座を実施するのには何が必要か」

ンの方法（伝え方）によっては，誤った内容が伝わってしまうのではないか。精神科によい印象をもってもらえるような伝わり方にならないのではないか
- 「精神障害を意識・理解することで逆に偏見を深めないだろうか？」という不安
- 講師の伝えた情報と事実との間にズレが生まれる可能性
- 業務との兼ねあいや運営上の問題
- 「メンタルヘルス」という視点に立った講義ができる人材の問題がある。また症状出現の前段階に介入するか克服する方策を身につける援助をしなければ，メンタルヘルス向上にはつながらない
- 「出前講座」が可能な看護師が身近にいないため県外から呼び寄せることとなり連絡調整が困難
- コストがかかる。役員・職場への負担
- 打ち合わせが十分でないと，次につながらなくなる危険性がある
- 予算の関係

これらから，精神疾患や精神障害について中途半端に話すことでかえって偏見を煽ることにならないかという大きな不安を感じていたり，実施したくても準備が整わない状況があることが明らかになりました。

最後に，「今後，精神科看護師が教育機関を対象に出前講座を実施するのには何が必要か」の問いには図1の回答が得られました。メンタルヘルス教育を実施するための専門的スキルを高めたり，職場の協力が得られれば，環境は整うという期待があることがわかります。また学校側の理解も欠かせないこともわかります。

おわりに

今後，〈専門家が不在である〉という問題を抱える学校側と，〈出前講座を実施する場所がない〉という問題を抱える精神科看護師側がつながっていくためには何らかの力が必要となります。それをつなげる具体的な行動は人の育成，予算の獲得，環境の調整などで，またバックアップするのは病院や，看護部の組織，日精看などの団体，あるいは研究会でしょう。しかしどうしても欠かせないのは，看護師がそれぞれどんな理由からでもよいので「やってみようか」と考える内発的な動機かと考えます。むしろそ

れがありさえすれば，あとはなんとでもなります。最後にその一助となればと考えて，最近の活動について紹介したいと思います。

　今年の7月上旬に島根県の中学校でメンタルヘルス教育を行いました。小規模な学校で，1学年が60名ほどの学校ですが，すべての学年を対象に順に授業を行いました。今回も日本精神科看護技術協会島根県支部の看護師さんらにご協力をいただき，授業を実施することができました。その際，最後の1年生の授業が予定よりも早く終わり，20分くらい時間が余ってしまいました。そこで急きょ質問とプレゼンテーションを行うこととしました。

　精神科看護師さんらに対する「どうして看護師になろうと思ったか」「いま何をしているのか」「中学生くらいの子どもたちは相談に来ることがあるか」などの教員・学生からの質問に，参加した4名の精神科看護師さんらが生徒や教員からの質問に答えながら，さらにプレゼンしていきます。その際気づいたことは，こちらが当初想定していたよりも子どもたちのメンタルヘルスに対する関心が高かったことです。今回は島根県支部の方々にお願いしていたため，出前講座の経験値が高く，教育活動のスキルにも長けている島根県支部の方々が子どもたちの関心を引き出したということも背景にはあるのだと思います。しかし食い入るように聞く子どもたちの目から伝わってきたことは，普段あまり触れることのできない世界に対する興味のようでした。看護師さんたちの言葉は，それぞれの看護師しかもたない個人のストーリーであり，個人の資源です。何を目的として何を伝えるべきかは，その状況にもよるでしょう。ただ多くのことを望まなくても，自分という人間を見せるだけでも，子どもたちは敏感に何かを察知します。「この人たちはどうやら悪い人ではなさそうだ」。そう感じるだけで，精神科に対する敷居はうんと低くなるように感じています。

　みなさんも普段感じていることを，ぜひ教育の現場でも語ってみませんか。

● 情報BOX

▶精神科認定看護師の会
　東北ブロック研修

【日時】10月17日（木）16：00〜17：00【場所】ビッグパレットふくしま 3階中会議室（福島県郡山市）【内容】「楽しく学ぶ プレゼンテーションの仕方」【講師】安保寛明（未来の風せいわ病院）【参加費】無料【問い合わせ】青森県支部 八戸赤十字病院（担当：小野寺健治）E-mail：ono.@htv-net.ne.jp【備考】先の問い合わせ先に連絡ができない場合には，社団医療法人親和会宮古山口病院（担当：小成祐介）までご連絡ください。
E-mail：caddis21jp@yahoo.co.jp
TEL：0193-62-3945（宮古山口病院代表）
FAX：0193-63-7545（宮古山口病院）

▶精神科認定看護師の会
　中国ブロック研修

【日時】11月9日（土）受付：9：30／研修：10：00〜12：00／グループワーク（希望者のみ）：12：00〜13：00【場所】一般財団法人河田病院 会議室（岡山県岡山市）【内容】「今日から使えるコミュニケーションスキル―病棟の中で起きるコミュニケーションにまつわる出来事を集団の特性，患者理解，自己理解を通して気付きを深める」【講師】吉川隆博（日本精神科看護技術協会）【参加費】「精神科認定看護師の会」会員：無料／非会員：2,000円【問い合わせ】一般財団法人河田病院内（担当：小橋みち子）
TEL：086-252-1231　E-maik：amu101600@hi.enjoy.ne.jp

基調講演

第38回日本精神科看護学術集会 基調講演

精神科看護の本質と社会的意義（後半）

末安民生
すえやす たみお
日本精神科看護技術協会 会長（東京都品川区）
天理医療大学医療学部看護学科 教授（奈良県天理市）

前号に引き続き，第38回日本精神科看護学術集会基調講演の内容を掲載いたします。本稿の内容は大会後に，末安民生会長に語り直していただいた内容を元に構成しました。

看護の本質とは

50年ほど前の都立松沢病院の看護研究や実践を見る限り，当時の精神科看護といまの精神科看護にそれほど違いはないのではないか，と考えさせられます。患者さんと看護師の距離感であったり，距離の縮め方も，いまとそれほど変わっていないように思えます。考えてみれば「そこに，一緒に存在する」という観点から見たら，昔もいまも一緒なのですよね。それを踏まえたうえで，何十年も変わらない精神科看護の本質とは何かについて考えてみたいと思います。

物語に向きあう

私たち看護師の仕事は，「人にかかわる」ことが基本です。広い意味で言えば，それが「ケア」ということですが，この「ケア」について語るのは，何も看護師だけではありません。最近，特にそうした傾向が出てきているように思います。つまり「ケア」は看護師の専売特許ではない，と考える人が増えてきているということです。私自身はその「ケア」の中心には看護師がいる，と考えていますが，そう考えるからには，看護師のもつ「ケア」の本来的な機能や特徴を考えていかなければなりません。また，考えることがいま要請されている，とも言えます。

看護師の行う「ケア」。いま，そこに何が求められるか。その1つの考え方として，「ナラティブ」な付きあいがあげられます。つまり患者や家族がみずからを語ることで，その物語に看護師が向きあい，そこから患者さんや家族の人生を形づくるものを理解しようとする姿勢です。このとき重要なのが，患者さんや家族に「語ってもらって，情報を得る」ということではなくて，患者さんや家族は「すでに語り出している」と再認識すること，それに看護師がどう向きあうか，ということです。

がん看護などの領域においてはナラティブ・アプローチが盛んに行われていますが，精神科でも遅れをとっているわけではありません。たとえば退院支援において十数年前から，当事者が病院の中に入り，みずからの言葉で入院患者さんに地域での暮らしを語ることで，入院患者さんの退院に結びついていくということが行われてきています。

欧米の一部では，日本の行動制限最小化委員会のような活動に当事者が入り，自分の体験を語るということが行われていると聞きます。厚生労働省の630調査では行動制限が増えていますが，隔離や拘束を減らす試みが増えていけば，おのずと隔離・行動制限の数が減っていくのではないかと期待しています。

ナラティブ・アプローチは，医療者―患者間だけの関係性ではなくて，治療そのものにまで大きな影響をおよぼしはじめています。

「かたい理解」と「やわらかい理解」

　前回お話したように医療・福祉制度は目まぐるしく変化し，精神科医療の姿も変わりつつあるなかで，精神科看護師は自分の知識・経験・技術をどのように具体的に実践していくか。私は，それほど複雑に考える必要はないと考えています。

　むしろ，ある意味で考え方を単純化して整理していく必要があると思っています。その1つが，「できること」「できないこと」という2項対立のもとで看護を語るのではなく，「してはいけないこと」という視点を盛り込むことだと考えています。これは前回の新潟県立精神医療センターの事件にも関連します。この事件は，国家資格を得て仕事をしている私たち看護師の存在意義を揺るがす，「してはいけないこと」だったのです。

　そしてもう1つが，「かたい理解」と「やわらかい理解」という考え方です。「かたい理解」とはつまり，看護に関する一般的知識についての理解です。臨床において，患者さんの状態をアセスメントしケアプランを立ててケアを実践している。これにプラスして，「やわらかい理解」，すなわち「状況に応じた個別の理解」をできるようにしていきます。

　「やわらかい理解」とは，具体的にどのようなものか。たとえば，事例検討などを開催していると「これはたしかに難しい事例だ」と思わせられるような事例があります。たしかにこれはなかなかかかわりにくいぞ，回復が難しそうだ，と誰もが思わざるを得ない。しかし，よくよく検討してみてみると，そのケースの全体が「困難事例」なのではなくて，「でもこの部分は健康だよね」という面も見えてくるのです。

　また，「たしかに部分的に見れば病的だけど，それによって安定している部分もあるのではないか」という複眼の視点です。

　よく「ゴミ屋敷」に住んで近隣から苦情がきている人も，よくよく調べてみると実は精神疾患をもっていたという人がいますよね。それで福祉の手が入ったりするわけですが，考えてみれば，その人はその状態でもこれまで生きてきたのです。そういう人を「放っておいていい」というわけではありませんが，その人の生活のあり方を個別に尊重していくことも重要なのではないでしょうか（同じような状態の人が，一方では精神科病院から退院できずにいるという事実も考えていく必要があります）。

　このように「やわらかい理解」のためには，対象を疾患，障害としてとらえるだけではなくて，「生きにくさ」つまり「自分らしく生きたいという人間本来の欲求が妨げられている状態」として考える。「病的な部分」だけにとらわれずに，その人の家族や地域などの歴史的な環境との相関においてその人の生き方，いわば「本当に望む生き方」が見えてくるのではないかと思っています。

「関係」と「感情」

　もう1つお伝えしておきたいことは，「感情」と「関係」という視点です。

　人間は関係のなかで生き，関係の発展とともに成長します。つまり，関係のなかで「自己」がつくられていくわけです。これをケアに当てはめてみると，どのようなことがいえるでしょうか。

　看護師の行うケアは，その看護師がそれまでの人生のなかで経験してきたさまざまな関係性を反映しています。だからこそ，自分のかかわりの方法はなかなか変えられない。「その人らしいケア」はもちろん大切ですが，一方で，自分のケアを客観的に見られないという欠点もあります。

　では，どのようにすれば，自分のケアを客観的に見ることができて，かつ，変える必要があるときに柔軟に変えられるか。それは患者さんとの，まさに合わせ鏡のように自分を前からも後からも見ることで変わっていくのです。自分のかかわりによって生じる患者さんの反応を，自分のケアに取り込むことによって，

基調講演　精神科看護の本質と社会的意義（後半）

自分のケア自体が変化していく可能性がでてくるのです。患者さんとの関係のなかで自分のケアの方法も変わっていくわけです。

看護師としてのアイデンティティについても同じようなことが言えます。「私は看護師としてこのようにありたい」という思い—意地とも言えますが—をもつことは大事です。しかし理想の自分（看護師）になるためには，自分の意欲だけでは不十分です。そこには客観的な視点が必要です。だからこそ，「関係のなかで『自己』がつくられていく」という意識をもつことが大切なのです。

では，その「関係」のやりとりの中心には何があるでしょうか。それは「感情」です。多くの患者さんは「病状」を語りながら現実的な問題を抱えています。その現実の問題の陰には，葛藤や不安があります。ではその葛藤とは，何に由来するか。それは「関係性の問題」や「感情の問題」に由来します。だからこそ，私たち看護師が葛藤や不安に向きあう際には，みずからの感情を示していく必要があるのです。それが「かかわること」の本質なのではないでしょうか。

おわりに—精神科看護師の社会的意義

2011年3月11日に発生した東日本大震災に際して，私たちはさまざまな方面への支援を行ってきました。また，いまも継続して，主に地域で働くケア従事者への支援を行っています。この支援のなかで，私たちが特に重視したのが，「ケア者へのケア」です。

当初から被災地に全国各地より会員である支援者が来ていましたが，日中は十分な人員がいるのですが，夜間にはほとんど地元の看護師・保健師だけになってしまう状況でした。その少人数の看護師・保健師が何千人もの人をサポートしていることがわかりました。看護師・保健師はほとんど寝ずに，家には着替えに帰るだけという状況で働いていたのです。そこで私たちの支援チームは，夜間のサポートにまわりました。現場に入った支援者は自分たちでシフトを組んで，的確な判断をしてくれました。これによってずいぶん保健師さんたちが，助かったそうです。

これは推測ですが，「人手があることで休める」というレベルのことだけではなくて，同じく支援を行う仲間から「お疲れさま。安心して休んでください」と言われることで，いま従事している仕事を続ける励みになったり，後押しになっていたのではないかと思います。直接的な支援も必要ですが，ケアする人もケアされるということが重要なのです。

病院や地域，あるいはいまお話した被災地域など，人が助けを求めているあらゆるところでそれぞれの看護の実践が行われています。社会から大きな期待をかけられています。そして同時に，看護の存在意義，看護に何ができるのか，ということも社会の側から問われています。看護の仕事を通してその問いに答えていく，そのこと自体が看護師の社会的意義となるのではないかと思います。（終）

私は石垣りんという詩人が好きで，特に『表札』という詩が気に入っています。その『表札』はこのように終わります。

「精神の在り場所も　ハタから表札をかけられてはならない　石垣りん　それでよい」*

私たち看護師は患者さんや家族から「看護師さん」と呼ばれることが多くあります。できれば，固有名詞として存在したい。「看護師さん」ではなく「○○さん」と呼ばれる，患者さんにも「○○さん」と声をかける。その関係性のなかで，看護を考えていきたいと思っています。

*石垣りん：表札など—石垣りん詩集，童話屋，2000．

特別記事

イタリアの空の下で（前編）
アレッツォでの精神医療視察を中心に

松澤和正[1]　片倉直子[1]　松嶋 健[2]
まつざわ かずまさ　かたくら なおこ　まつしま たけし

1) 千葉県立保健医療大学健康科学部看護学科
2) 京都大学人文科学研究所

イタリアまで

　今回のイタリアへの私たち3人の旅（昨年夏：平成24年8月11日～8月17日）は多少ともそれぞれに異なる意味合いをもったものであった。松澤は精神看護学を，片倉は在宅看護学（精神障がい者への訪問看護にも関心がある）を専門にしていて，イタリアへの渡航経験は，松澤はまったくなく，片倉には高齢者介護施設の視察経験がある（今回の視察は片倉が研究責任者となっている科研費によって行われた[注1]）。これに対して，松嶋の専門分野は文化人類学であり，イタリアとのかかわりやフィールドワークの経験（イタリア精神医療に関する）は優に10年を超えており，今回は豊富な人脈による現地視察調整と同時通訳という役割を担ってもらうことになった。

　ただ松嶋にとっても，今回の視察地アレッツォはあまり詳細を知らないフィールドであったし，さらに異分野の「異邦人」を案内するということ自体かなり大変なことであった。とはいえ，そのディープな道案内のお陰で，松澤と片倉にとっては，ほとんど未知の世界へ最初からかなり深く入り込んでいける，という稀有な体験を得た。ここではイタリア精神医療，なかでも（よく知られた北部のトリエステではなく）中部のアレッツォ（Arezzo：写真1）を主とした地域精神医療の印象について述べることとしたい。同時に，特に看護学の2人にとって，イタリアやイタリア人の大変魅力的かつ強烈な在り方に遭遇できた経験であったので，そのことにも触れつつ，実質5日間という短期視察を振り返りたい。

ダルコ医師との出会いとイタリア精神医療の背景

　初日私たちは，今回の視察で案内をしていただいたアルド・ダルコ（Aldo D'alco）医師とアレッツォのホテルで待ち合わせをしていた。そこで視察内容の最終的な打合わせをする予定だったが，現れたダルコ医師は，ポロシャツにサンダルという出で立ちの小柄な老人で，あいさつもそこそこに私たちを街に連れ出していた。

　アレッツォは，その起源を古代ローマ以前のエトルリア時代にまで遡る古都で，イタリア中部トスカーナ州にあるアレッツォ県の県都（人口約10万）である。ダルコ医師は，まるで観光ガイドのように，あれこれの名所旧跡に私たちを案内していねいに解説までしてくれた。「打合せ」が始まったのは，すでに私たちが十分イタリアの空気に引き込まれた後，街の広場に面したカフェに腰をおろしてからだった。

ダルコ医師は，いまは現役を引退しているが，数年前までアレッツォ精神保健局（アレッツォを含む5つの周辺地域の精神保健を統括する行政組織）の局長という要職を担っていた。穏やかで気さくな人物ですぐ打ち解けることができたが，行動をともにするうちに，この人の精神医療に対する気骨ある情熱や真摯さを強く感じることがしばしばあって，真に忘れ難い人になった。彼は，1969年ジェノヴァ大学の医学生のころ，フランコ・バザーリア（後述）たちの精神病院改革によって知られていたゴリツィアに行き，その後精神科医として1972年からアレッツォ県立の精神病院（イタリアではマニコミオといった）に赴任している。そこで，前年すでに院長として着任していたアゴスティーノ・ピレッラ（ゴリツィアでバザーリアと行動をともにしていた精神科医の1人）らとともに，巨大なマニコミオの解体と地域への移行という改革を実践してきていた[注2]。

1970年代のイタリアは，さまざまな面でラディカルな民主化が推し進められた時期であり，精神医療もその例外ではなかった。それまでのイタリアにおける精神医療関連法は，1904年に施行された（その後1968年に一部が改正された）法律36号で，治安維持と収容主義を中心とするものであった。それゆえ，1960年代当時の精神病院は，退院のあてもない患者たちで巨大化し非人間的な処遇によってまさに収容所と化していた。このような惨状に対して強烈な異を唱え，精神病院という「施設」そのものを否定し，病者は地域で暮らし支えられるべきだということを，先の精神科医バザーリアが，みずからの病院改革を通じ，また社会へのさまざまな発信によって訴えはじめていた。

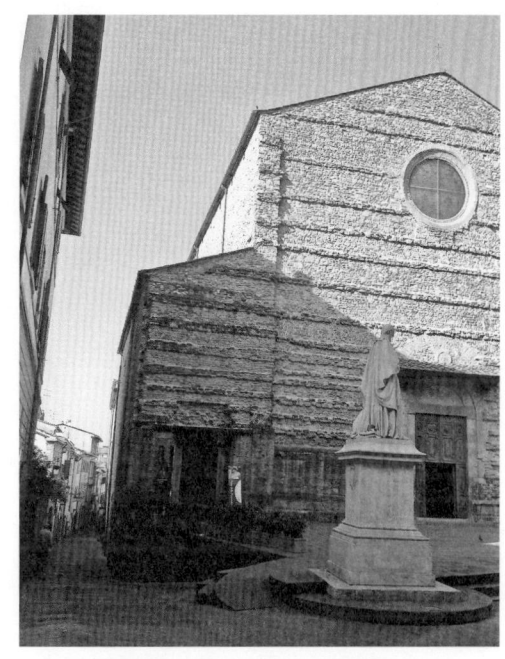

写真1：アレッツォの中心近く

ゴリツィアをはじめイタリア各地で起こった精神医療改革の一連の流れの成果が，1978年に成立した「法律180号」（通称「バザーリア法」）であり，概要は「新規の精神病院を建設させず，新規の患者の入院も禁止し，そして治療などは地域精神保健サービス機関で行う」（ただし，総合病院内に15床以下の精神科救急病棟（略称SPDC）を，やむを得ない入院のために整備）というものだった[注3]。この法律は，精神医療の権限を州に委ねるものだったため，その実施状況には地域差が大きく，さらに1980年代の政治の停滞などもあって，遅々とした展開となっていた。しかし1990年代に入って新たに実施基準などが整備され，各州にペナルティ（予算カットなど）が課されることになったこともあり，1999年度末には保健大臣が全土のマニコミオ閉鎖の完了を宣言するに至った

特別記事

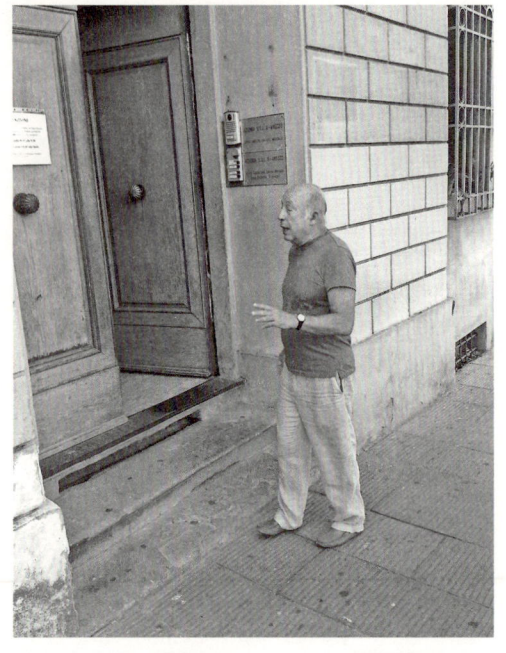

写真2：ダルコ医師とアレッツォ精神保健センター

（ただし依然一部に小規模の私立精神科施設病床が残存し，地域精神保健サービス格差の現実はある）。

アレッツォの精神保健センターで

アレッツォでの2日目は，ダルコ医師の案内で，市街地にある精神保健センターの見学から始まった（写真2）。精神保健センターは，地域精神保健サービスの要となる機関で，基本的には一定の人口割ごとに設置されることになっており，アレッツォを中心とする地域保健公社（ASL：Azienda Unità Sanitaria Locale）が管轄する（アレッツォを含む近隣の）5つの地区に，それぞれ1か所ずつ設置されている。

アレッツォの精神保健センターは，中央郵便局や劇場などがある市街のほぼ中心に位置し，ごく普通のビルの一角にある。1階には看護師が働くオフィスや処置室，2階には精神科外来の診察室と医師のオフィス，3階には心理士や教育士（Educatore：リハビリテーションを担当する専門職）たちの働く部屋があった。このセンターは，バザーリア法に先立つ1975年に開設され，（その後1980年にアレッツォのマニコミオが廃止されるなか）現在では24時間体制で運営されている。アレッツォ地区を受け持つ地域精神保健サービスのスタッフの総勢は（後述する総合病院内のSPDC［精神科救急病棟］のスタッフと併せて），精神科医10名，看護師40名，心理士2名，教育士5名，ソーシャルワーカー（Assistente Sociale）2.5名，事務職員2名とのことであった。

私たちが訪れたとき，ちょうど1階には利用者が訪れ，「センターでの自己管理」となっている自身の内服薬を，看護師から自主的に受け取って内服しているところであった。この薬物療法に関してダルコ医師は，「薬物を大量に使って症状を完全に抑え込んでしまうことはいいこととはいえず，むしろ症状を"利用"し働きかけることが重要」と話していた。少量に抑えるがゆえに，薬物による重篤な副作用（ジストニアや悪性症候群，水中毒など）発生もごく少ない（このセンターの利用者では30年間で3件）とのことである。センターでの支援は，そこに通える人たちを対象にしたもののほかに，センターに通えない人たちのために医師や看護師などのチームがアウトリーチ活動を行っていた。私たちが訪問した時間帯は，センターの前から看護師らが車に乗り込んで，次々にそれぞれの担当地域（利用者宅）へ出かけていくところで

あった。

マニコミオ（精神病院）跡に立って

　精神保健センターをあとにした私たちは，アレッツォ駅を挟んで町の反対側にあるかつての巨大精神病院（マニコミオ）跡まで歩いて向かった。空は抜けるように青く晴れ渡っていて日差しがまぶしかった。20分ほど歩いただろうか，鉄道をくぐる地下道を出るとほどなく，大きな門構えの前に行きついた。中に入ると，そこはまるで大きな公園か大学の広大なキャンパスのようだった。点在する建物のいくつかは放置されたまま人の気配も感じられず，どこか廃墟のような雰囲気さえ漂っていた。それがかつてのマニコミオの跡地だった。

　私たちは，ダルコ医師の案内で，大きなホールのような立派な建物の前に立っていた（写真3）。ダルコ医師は言った。「ここがマニコミオの院長が住んでいたところだ」「院長はあらゆる権力の象徴のようなものだった。そして看護師もまた，ある種の既得権そのものだった。ここで働いていた看護師の子どもが，親と同様ここの看護師になるのは普通のことだった」「そんな時代に，われわれは少しずつ改革を進めた。患者とその家族，そして地域の住民と話しあいながら，徐々に患者を地域に戻していったんだ」。淡々とした声で語るダルコ医師。そして，ここはいま，一部はシエナ大学のキャンパスとして使われ，ほかにも生協の工場や事務所，保育園，それに一部の元患者たちが住む施設などとして再利用されていた。

　その光景を見，説明を聞きながら松澤は，思わずダルコ医師に尋ねていた。「先生，ただ，

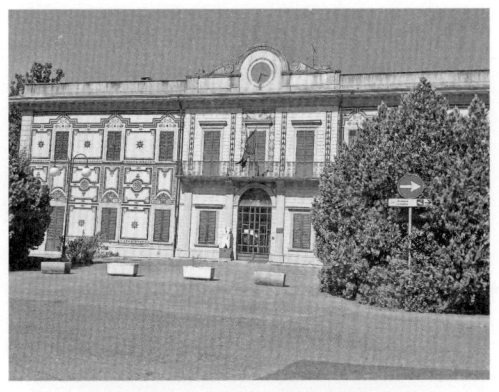

写真3：マニコミオ跡の旧院長宅

その改革の道のりはきわめて政治的なものだったのではないでしょうか。というのも，中央集権的な日本では，一部の地域や施設レベルで改革があったとしても，それが全体に及ぼす力はほとんどありません。イタリアではその辺がまったく違ったのではありませんか？」。日本の官僚的体制を批判しつつそれなりに意味ある質問だろうと思っていたら，ダルコ医師は，またなんでそんなことを聞くんだ，という表情でこちらを見ながら答えた。

　「当初われわれは政治からそれほど援助を受けていたわけではなかった。それまでと同じ予算で，患者を退院させ，地域で暮らすようにすることができるのだ，ということを実践で示していっただけだ。それをあとから政治が評価したということであって，決してその逆ではない」「まず必要なのは，何かを変えようとする自分や仲間をつくりだすことであり，政治ではない。それが肝心なことだ」。もしかしたら幾度も受けた質問だったのかもしれない。おあつらえ向きの返事もできたはずだが，質問者の怠惰や狡知を見透かすように，ダルコ医師はきっぱりとそう言った。

特別記事

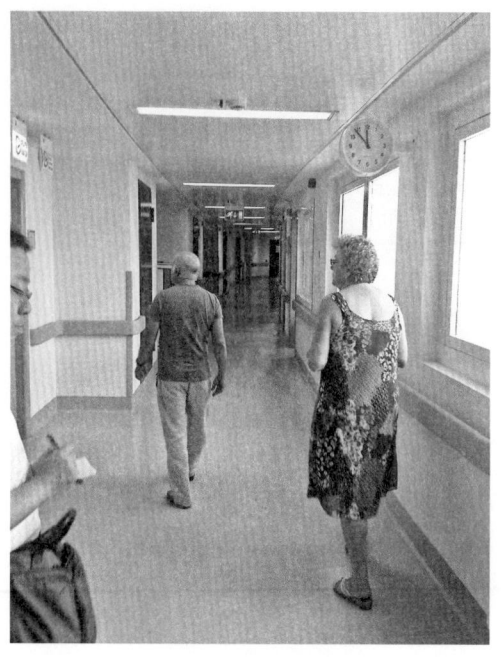

写真4：SPDC内部

SPDC（精神科救急病棟）にて

　旧マニコミオ跡の広大な敷地を横切って反対側の端に達すると，急に現代的で大きな建造物が現われた。これがアレッツォの総合病院であり，先に触れたSPDCはこの中にある（写真4）。われわれは，病院の一画にあるそのSPDCへと足を踏み入れたのだが，予想していたものとはかなり違っていた。何よりもまず，とても静かなのだ（スペースのゆとりも含め）。患者とおぼしき人たちも，急性期的な切迫感や不安定さをさほど感じさせない。聞くと，この病棟において隔離や身体拘束はいまだに1件もないということである。興奮している患者に対してはどうするのかと看護管理者に尋ねると「興奮状態からブロックするのは私の手であって，拘束は行いません」とのことである。ちなみに，

この病棟そのものは閉鎖病棟であり，病床は8床，看護スタッフは夜勤帯で2名，日勤帯では1名の看護師に介護福祉士（Operatore Socio-Sanitario）が加わって計4名という体制であった。入院は3日に1件程度であるが，その際には，地域担当の看護師もサポートに来るとのことだった。

　そういうわけで，ここでの急性期というのは，松澤の経験した日本における急性期の患者像や病棟像とは相当な乖離があるようだった。さらにいえば，地域精神医療が充実すると，患者の急性期症状のみならず精神障害そのものさえ質的に大きく変えてしまうのではないかという，かなり大胆な仮説さえ考えられるように思われた。

　そんな思いを抱きながらSPDCを出て迷路のような病院内を歩いていると，ダルコ医師は両腕を大きく開いたり閉じたりしながら，われわれにこんなことを言った。「アレッツォの方法はトリエステの方法とは違う。精神医療を特別扱いしないで，できるかぎり普通の医療の一分野として扱うということだ。それが，かつてバザーリアが意図したことにもっとも忠実であるということであり，この意味でアレッツォはトリエステよりもバザーリア的なのだ」。ここで言われている，「トリエステの方法」とは，精神保健に手厚い予算が組まれていて，各精神保健センターごとに特別にベッドを設けているトリエステの危機介入体制のことである。ダルコ医師にとって，それはいくらよいものであってもやはり「特別扱い」なのであって，精神医療を普通の医療にするという精神にはむしろ逆行するものだというのである。

1年前の旅の記憶について

　ここで前編は終わりとなるが，奇妙なことにこの報告記事はすでに視察から1年も経過している。なぜそうなったかというと，ひとえに書けなかったからだが，実はこの辺（前編）くらいまでは，早々に進行はしていた。しかし，その後方向性を失いながら頓挫してしまっていた。どこか書きたいことが書けていない，肝心なことが……もちろんアレッツォの地域精神保健のニュースは書けても……という思いが，それぞれのなかにあったからだと思う。それで，もう視察記録なんてことに捕われずに，われわれが「イタリアの空の下で」思う存分その光を受け感じたままを書こう，と決めて書きはじめたのが次回の後編である。「イタリアが好きだ！こんな日本なんかより」。そう，こころから思い続けるきっかけとなった旅の記憶そのものなのである。

〈注釈〉

注1）本視察は，JSPS科研費23593454の助成を受けた研究「精神障害者への訪問看護を支援する教育プログラムとケースマネジメント体制の検討」のなかで行われた。この研究に関連する論文として以下がある。片倉直子，松澤和正，金田一正史ほか：精神疾患をもつ利用者への訪問看護事業所のケア提供の実態―千葉県の調査から．精神保健政策研究，21，p.5-14，2012．

注2）なお，ダルコ医師は，2012年に精神保健福祉交流協会の招きにより日本で講演と視察をしている。

注3）法律36号と法律180号の背景にある理念の違いについては，次の論文を参照のこと。松嶋健：「社会」から「人間」へ―イタリアの精神医療改革が問うもの．精神医学史研究，17（1），p.36-41，2013．

● 情報BOX

▶第5回ACT全国研修 浜松大会

【日時】11月23日（土）〜24日（日）【会場】23日：アクトシティ浜松中ホール・研修交流センター（静岡県浜松市）／24日：アクトシティ浜松コングレスセンター（静岡県浜松市）【テーマ】日本版ACTの10年―これまでとこれから【23日プログラム】基調講演「現代精神科医療とスピリチュアリティ」島薗進（上智大学）／分科会「ACTの理念と基本構造・フィデリティ」「Family to family」「ストレングスとリカバリー」「訪問・アウトリーチ・ACTって何？」「スピリチュアル・ケア」「ACTの実際（ACTを利用した当事者・家族の声）」「Wellness Self Management」「ストレングスとリカバリー ―私のリカバリー体験」「事例検討」初期介入」「被災地支援から考えるアウトリーチ」「新規ACT立ち上げ経営相談（有料・要予約）」など【24日プログラム】シンポジウム「日本版ACTの10年―これまでとこれから」進藤義夫（障害者支援情報センターHASIC）・当事者・萱間真美（聖路加看護大学）・足立千啓（ACT-J）・新居昭紀（ぴあクリニック）／分科会「家族支援」「モチベーショナルインタビュー（連続・有料）」「ケースマネジメント（連続・有料）」「対人援助の倫理と法」「アウトリーチ推進事業（連続）」「IPSによる就労支援の実際」「事例検討」危機介入とアドボカシー」「新規ACT立ち上げ経営相談（有料・要予約）」など【参加費】会員：事前3,000円，当日5,000円／非会員：事前8,000円，当日10,000円／家族：3,000円／当事者・学生：1,000円【申し込み】詳しくはhttp://acthamamatsu2013.tumblr.com/まで【問い合わせ】大会実行委員会　E-mail：acthamamatsu2013@gmail.com

NEXT VISION

第55回癒しの環境研究会
「退院後のプロセスケアで生きる力を引き寄せよう」

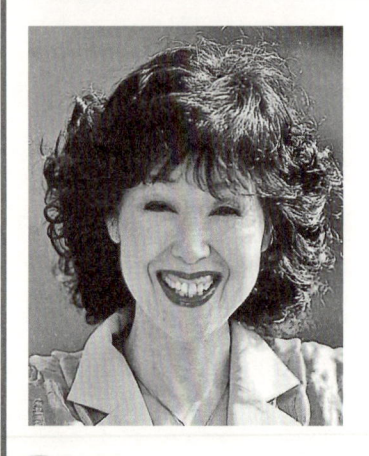

「癒し」「環境」というキーワードは精神科看護の世界においても馴染み深いものだが，では何をもって「癒しの環境」といえるのだろうか。今回は癒しの環境研究会代表の高柳和江氏に，端的に癒しの環境とは何か，またそれを形づくる要素とは何かについて伺った。

3つのステージ

私はかつて小児外科医として10年間クウェートの国立病院に勤務していました。クウェートは国土の大半が砂漠ですが，その病院は高級資材をふんだんに使い，わざわざ植樹したオアシスの中に建てられ，一歩足を踏み入れただけで病気が治るような前向きな気持ちになれる，それは素晴らしい環境で医療が展開されていました。

医療には，不調を感じ実際に治療を受けるまでの「プレステージケア」，実際に治療を受けて退院するまでの「イベントケア」，そして退院してから次のイベント（再発など）が起こるまでの「プロセスケア」の3つの段階がありますが，日本ではこのうちイベントケアばかりに焦点があてられている現状があります。たとえば，プレステージにおいてもっとも重要なのは，患者自身が適切な医療情報を得ることにあります。英米ではCochraneやLeapfrogといったシステムがあり，医療ケアを必要とする人々に対し，治療の質や安全性などについての情報が広く公開されています。つまり患者の視点にもとづく詳細な評価項目にそって全国の病院がサーベイされており，その結果をもとに患者みずから治療を受ける病院や医師を選択できるわけです。日本にもこれに類する医療機能評価は存在しますが，英米に比べるとそのレベルには差があり，またその結果も情報として患者に届きにくいのです。

このように医療は本来3つの段階をトータルにとらえるべきものですが，同様に「癒しの環境」もイベントケアの段階においてのみ考慮されるべきものではなく，また快適な病院のアメニティといった極単純なものではありません。

癒しの環境とは何か

では，「癒しの環境」とはなんでしょうか。そのことを考えるうえで，このような好例があります。

米国のある調査の結果，MRI検査を行う際，児童患者の約80％に鎮静薬が使用されていることがわかりました。機器の見た目による不安や，振動や騒音の中で安静を保つことが難しい児童もいることから鎮静薬が使われていたわけです。さらに日本小児科学会の2012年の調査では，対象のうち37％が鎮静薬の合併症を経験しており，なかには呼吸停止や心停止といった重篤な例も含まれていることがわかりました。そこで日本小児科学会では，MRI検査の適応とリスクの説明と同意，患者の監視，緊急時のバックアップ体制などを共同提言として発表し，実際にMRI対応の生体情報モニターや救命機器を設置した病院を紹介しています。

一方，異なる対応がなされた例をご紹介しましょう。MRI検査を

INTERVIEW

高柳和江（たかやなぎかずえ） 癒しの環境研究会 代表／笑医塾 塾長

受ける体験そのものを変えたのです。ある病院では，検査室が海に，MRI機器が海賊船に見えるようにリフォームし，検査への誘導も「いまから海に行って海賊船に乗ろうね。海の上だから揺れるしうるさいかもしれないけど，海賊に見つからないようにじっとしていてね」といったような工夫をしました。すると鎮静薬の使用が80％から10％に激減し，さらには「明日もここに来てもいい？」という患児の声まで聞かれるようになったのです。私はここに「癒しの環境」の真髄があらわれていると考えます。単にリスクに備えるのではなく，環境によって患者の恐怖や不安そのものを取り除くこと。環境にはそれほどの力があるのです。

環境をつくるもの

また，「環境」とは単に物理的な環境だけを指すわけではありません。患者へのかかわりや，医療者の存在そのものも環境の一部にほかならないのです。

私は「笑医」と名づけた笑い療法の普及と実践を行っていますが，職員全員を対象に研修を行った土浦協同病院では「こことも（心の友）」制度という取り組みを行っています。これは無理に患者を笑わせるのではなく，毎日15分，がん患者のもとにきめられた「こことも」が訪ねていってお話をするというだけのものなのです。職種は明かさず（医療者だけでなく，事務員や清掃員が訪ねる場合もあります），病気を中心にした話はしない。その人が前向きになれるように，心落ち着かせられるように，誠実に話をするというシンプルな内容です。そのためのスキルは66時間研修のなかで習得いただいたのですが。その結果，笑い療法を取り入れた患者の免疫力がそうでない人と比べて統計的に有意に高まったのです。

恐怖や不安の中枢は扁桃体といわれますが，この扁桃体を働かせないこと，いわゆるアミグダラ・パニックを起こさない状態を

つくることが，私の提唱する「笑医」の目的です。アミグダラ・パニックは免疫力を低下させ，良好な健康状態や回復を妨げるからです。そして「癒しの環境」もまた，不安なく落ち着いて病気を受け入れ，みずから治そうという気力をもてるような環境にほかなりません。その実現には，ハードへの配慮はもちろん，インフォームド・コンセントから日常の声かけの仕方に至るまで，ソフトへの意識を欠かすことはできません。また，物（ハード）を食べるという食事への気力がその提供の仕方（ソフト）によって左右されることからもわかるとおり，両者は別々にあるものではなく，その間をどうつなぐのかという視点も「癒しの環境」を構成する大切な要素です。

「癒しの環境」は，患者の不安に寄り添う精神科看護の臨床により直接的につながるテーマであると思います。ぜひ，多くの精神科看護師の方々に本研究会にご参加いただきたいと思います。

INFORMATION

第55回癒しの環境研究会

【日時】11月2日（土）　【場所】日本医科大学教育棟（東京都文京区）
【プログラム】シンポジウム「患者・家族への情報提供を模索する」石井保志（健康情報棚プロジェクト），「アピアランスケアで人生を変える―患者さんの外見のケアを通して，社会に生きるを支援」野澤桂子（独立行政法人がん研究センター中央病院），「超高齢化社会を支える絆システム―ICTを利用したコンシェルジェ事業」穗積恒（外旭川病院），「患者さんの生活と密着した医療コミュニケーション」今高國男（烏山診療所），「退院後のプロセスとしてのリハビリ―必死に患者さんを診る」田島文博（和歌山県立医科大学）　【参加費】会員：2,000円／非会員：3,000円／学生：1,000円
【問い合わせ】癒しの環境研究会事務局　FAX：03-3261-5990　E-mail:iyashi@jshe.gr.jp

学びの広場 INFORMATION

● 特例社団法人日本精神科看護技術協会からのお知らせ

❖ 第8回精神科認定看護師受講資格審査のご案内 ❖

◆ 第8回精神科認定看護師受講資格審査出願要項

(1) 募集人員：90名
(2) 出願期間：平成25年9月2日（月）～平成25年9月30日（月）（必着）
(3) 出願資格別記，表1 (1) ～ (2) の条件を平成25年9月30日時点で満たす者
(4) 出願書類別記，表2 (1) ～ (4)
　　出願書類は，ホームページ（http://www.jpna.jp/）からダウンロードすること，あるいは『精神科認定看護師制度ガイドブック平成25年度』をコピーすること。
(5) 審査日程：平成25年11月12日（火）
(6) 審査会場：下記の①～③より1つの会場を選択
　　①東京会場（東京研修会場）②京都会場（京都研修センター）③福岡会場（日精看ネット九州）
(7) 審査科目：小論文，書類審査
(8) 出願先：出願書類は，審査を受ける会場へ送付する。
　　①東京会場：〒108-0075 東京都港区港南2-12-33 品川キャナルビル7F
　　日本精神科看護技術協会受講資格審査出願係
　　②京都会場：〒604-8166 京都府京都市中京区三条通烏丸西入御倉町85-1 烏丸ビル8F
　　日本精神科看護技術協会京都研修センター受講資格審査出願係
　　③福岡会場：〒810-0005 福岡県福岡市中央区清川3-14-20 福精協会館2F
　　日本精神科看護技術協会日精看ネット九州受講資格審査出願係
(9) 資格審査料：会員15,000円，非会員25,000円
　　資格審査料は出願書類確認後，後日，振込用紙を送付。
(10) 審査結果：平成25年12月10日（火），本人へ書面による通知。
(11) その他
　　①精神科認定看護師制度の詳細は，『精神科認定看護師制度ガイドブック平成25年度』を参照すること。
　　②提出前に『精神科認定看護師制度ガイドブック平成25年度』に掲載しているチェックリストで出願書類を確認すること。書類に不備がある場合，受理しない。
　　③現行の制度による受講資格審査は今回が最後となる。平成26年度以降の研修会・認定試験の開催予定を確認し，出願すること。

表1　出願できる者の条件

(1) 日本国の看護師の免許を有すること。
(2) 精神科認定看護師として必要な実務経験を積んでいること。ここで必要な実務経験とは，看護師の資格取得後，通算5年以上の看護実務に従事し，かつそのうち通算3年以上は，精神科看護の実務に従事していること。
　①申請者が教員以外の者である場合には，臨床での実務を行っていること。
　②申請者が教員の場合は，看護実務として，1か月に28時間以上（週7時間程度）は臨床活動の場をもち，実務を行っていることを証明すること。

表2　出願書類（出願書類はホームページからダウンロードできます）

(1) 精神科認定看護師受講資格審査出願書
(2) 受講資格審査出願者実務研修修了証
(3) 実務研修修了レポート
(4) 看護師の免許証の写し
　　（A4サイズにコピーすること）

◆精神科認定看護師をめざしている方へ

●受講資格審査について

- 現行の制度による受講資格審査は今回が最後になります。
- 『精神科認定看護師制度ガイドブック平成25年度』を必ず読み，制度を理解したうえで受講資格審査を受けてください。受講資格審査合格後，認定志願者は専攻領域を変更することはできません。
- 精神科認定看護師制度運営規則第2条に定められた出願要件は出願時に満たしていることが必要です。
- 受講資格審査では，書類審査と小論文を行います。書類審査では，出願資格を満たし，充分な実務経験があるかなどについて教育認定委員会において審査を行います。様式2-2には，専攻する領域の実務に携わった期間，1か月あたりのケースの担当数，実践内容などを具体的に記載してください。小論文は120分で，当日に提示されたテーマにそって小論文を書きます。小論文の書き方やまとめ方を学習しておくとよいでしょう。

●受講にあたりご検討を頂きたいこと

- 各科目の研修会の開催は，基本的に年に1回になります。また，実習施設については，ご希望をお聞きしますが，ご希望と異なる遠方の施設になる場合があります。そのため，長期間職場を不在にすることが可能かどうかの確認や，健康に不安のある方や育児や介護が必要なご家族のある方など，研修会と実習の全課程に出席できるかどうか，十分にご検討をお願いします。

●平成26年度以降の研修会・認定試験の開催予定について

- 受講資格審査に合格した方は，現行のカリキュラムによる研修会と実習を受講し，認定試験を受験することができます（下図）。
- 平成26年度は，東京研修会場において基礎科目・専門基礎科目の研修会を開催する予定です。専門科目の研修会は，東京研修会場と京都研修センターの2つの会場に分かれて開催します。なお，専門科目の研修会は平成26年度までとなりますので，2年コースの方は平成26年度に必ず専門科目の研修会を受講してください。平成26年度の研修会の具体的な日程や開催場所は，平成26年1月に「研修会のご案内」やホームページでお知らせします。
- 平成27年度は現行制度のカリキュラムによる専門科目の研修会は実施しませんので，2年コースの方はご注意ください。基礎科目・専門基礎科目の研修会のみ京都研修センターで実施する予定です。
- 現行制度による認定試験は平成28年度までの実施になりますので，あらかじめご了承ください。

図　受講資格審査合格から認定試験までのスケジュール

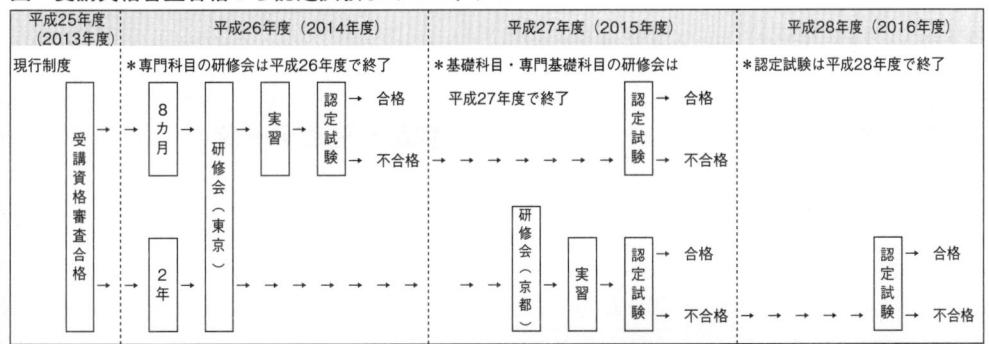

〈精神科認定看護師制度や出願に関するお問い合せ先〉
特例社団法人日本精神科看護技術協会　認定担当　TEL：03-5796-7033

◆精神科認定看護師制度ガイドブック平成25年度の申し込み方法

ガイドブックをご希望の方は，お名前，送付先住所，部数を明記のうえ，FAXなどでお申込みください（無料）。
お申し込み先：特例社団法人日本精神科看護技術協会　精神科認定看護師制度ガイドブック係
〒108-0075　東京都港区港南2-12-33　品川キャナルビル7階

短期連載 ①

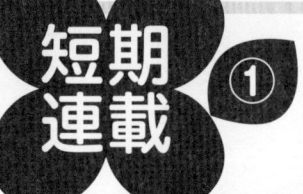

精神看護学実習で，学生から指導する側に求められていること

学生のグループインタビューによる考察①

渡邊敦子[1] わたなべ あつこ　　田村千秋[2] たむら ちあき　　矢澤美樹[2] やざわ みき
大洞すみ子[2] おおぼら すみこ　　内記幸枝[2] ないき ゆきえ　　市村真美[3] いちむら まみ

1) 東京医科歯科大学大学院保健衛生学研究科精神保健看護学 助教（東京都文京区）
2) 東京医科歯科大学医学部附属病院 看護師（東京都文京区）
3) 元東京医科歯科大学医学部附属病院 看護師（東京都文京区）

はじめに

　精神看護学実習では，患者の心身の状態，発達段階，そして全体像がとらえにくく，支援内容の教授方法も他領域の実習に比べて明確ではない。それゆえに，実習の方法などの工夫や，実習における学生の状況について多くの報告がなされ，筆者（渡邊）もこれまでに学生の協力を得て，臨床指導者とともに検討を重ねてきた（本誌2011年8月号〜12月号：227〜231号に連載）。それらの検討から，まずは学生に実習で体験していることを尋ね，話してもらうことによってできる限り把握し，そのうえで患者の支援をめぐって学生と個人的に随時話しあっていくことの重要性が示唆された。

　昨年度の実習では，その示唆をもとに，私は学生や臨床指導者とできる限り話をし，一緒に考えながら指導を進めていたつもりでいた。しかし，あるところから指導が先に進まなくなってしまった感じがした。私には，学生が患者をどのようにとらえ，かかわることや支援をどのように思い，考えているのかが見えていないのではないかと思った。

　本稿は，このときに実習をしていた学生に協力を得てグループインタビューを実施し，その結果をともに指導に携わった実習病棟の臨床指導者と共同で分析，検討を行ったものである。さらに，本稿の考察をもとにして，ほかの2名の学生にも協力を依頼し，それぞれに対し個人インタビューを実施した。この3回のインタビューの結果は，いずれも私の指導の行き届かないところを示してくれた。そして，インタビューの内容と考察について，連載という形で報告させていただくことになった。グループインタビューについては，本連載の初回でまとめたかったが，示唆するものが多く，次回との2回にわたって報告する。

調査方法とデータ

　本稿での考察は，2013年5月に1グループ4名に対して行った，グループインタビューの結果にもとづいている。グループインタビューを行うにあたり，学生同士がお互いの受け持ち患者やその関係性などについて，ある程度共通した認識をもっている必要があると考え，2012年度内の同じ時期に，同じ病棟で精神看護学実習を行った学生に依頼した。

　本学の精神看護学実習は，2週間（実質8日

間）のうち7日間を病棟で，1日を地域の社会復帰施設での実習にあてている。カンファレンスは原則として毎日行い，最終日を実習全体の反省会としている以外は，学生が記載してきた看護場面の再構成（プロセスレコード）などを用いた意見交換による検討を行っている。グループインタビューの対象となった学生のみ，ちょうど実習の中間にあたる1週間目の金曜日のカンファレンスの時間に，実習のなかでもとりわけ受け持ち患者とのかかわりにおける気がかりを自由に話す機会を設けた。それは，学生それぞれが患者との関係性を深めるうえで，なんらかの困難を抱いているように見えたため，私の提案によって行うこととなった。そのときに話しあわれたことにもとづいて，グループインタビューの質問項目を考案した。そのなかで特に本稿にかかわるのが「受け持ち患者との関係性の変化の経験」「精神科看護の専門性について考えること」などであり，これらがデータの中心となっている。

インタビューの逐語録に私（渡邊）の解釈を付加したものをもとにして，著者全員により検討を行った。また，解釈の妥当性の確保のために，インタビューの対象者に内容の確認を依頼した。

以下に，実際インタビューで話された言葉を再現しながらその解釈を示した。学生の受け持ち患者の精神科診断名は，双極性障害，うつ病，統合失調症である。

1）精神疾患やそれをもつということの理解

学生は，患者の状況を判断する手がかりを常に求めている。特に実習の初期は，その手がかりが乏しいことによる戸惑いがあった。このこ とは，対象者全員からなんらかの形で表現された。

「精神では記録でもそういうの（患者情報を網羅する項目）がないから，積極的に自分で調べるとかしなかったので，躁うつ病とかって聞いて授業でなんとなく聞いたことと，自分のなかで思っていることのイメージしかなかったから，実際にどういう病態があってどういうふうな経過をたどってというのも知らなくて，かかわっていっちゃったので……」

授業で精神疾患についての講義を受けても，実際にはどのような症状を呈し，精神疾患をもつ人がどのような状況にあるのか，同じ1人の人のなかでもどこが障害され，どこが「ふつう」なのかは実際に接してみないとわからない。また，精神看護学実習の患者情報に関する様式は，精神科領域の特性に関連して，ほかの領域の実習と比較して詳細な項目が設けられていないため，学生が情報収集や学習の際にもつべき視点が不明瞭である。そのようなことから，精神看護学実習では患者とかかわるための準備が自分のなかでは十分とは言えない状態のまま，患者とかかわりはじめなければならない。

「最初はうつって（カルテに）書いてあったからどういう人なのかと思ったけど，ふつうの人に見えて，あ，ふつうなんだと思って，ふつうに話してしまったりして。患者さんからも最初話し相手ができてうれしかったっていうことを言われてうれしかったので，それをそのまま指導者さんに言ったら，『Bさん（この学生）がいなくなったらその人さびしくなっちゃうね』と言われて，ああ，そういうの考えてなかったな

と思って，精神でも病気の状況とか，進行状況をちゃんと知ってからかかわることが大事だなって……」

　学生自身がもっていたうつ病のイメージと，実際のその人の状況とは少し異なっていた。うつ病の患者の気分は沈んでおり，表情が暗いのではないかと予測していたが，初めて接したときの患者の様子はそうではなく，「ふつうに」話すことができ，患者の反応もよかったので安心でき，手応えも得られた。精神看護学実習では，言うまでもなく対人関係を構築する過程に焦点があてられていることから，患者との良好な対人関係をどこかで意識するのは自然なことだろう。この場合は学生が，指導者にこの患者とのやりとりについて話をし，指導者からの言葉で疾患という側面の重要性を再認識するに至った。

　「全然，精神科，空気とか，患者さんの雰囲気とかもわからないけどとりあえずあいさつしに，患者さんのところに行って，そこで話してみて，どういう人なんだろうっていうのをつかもうと思ってお話してみたんですけど，やっぱり口を開くと最初っから○○（身体症状）のことを言っていた。ああ，やっぱりこういう感じなんだっていちばん最初に衝撃を受けて，そこからカルテで情報をとり，□□（精神疾患に付随して起こる）がどういう疾患なのかを知るというところから始まったので，本当にいちばん最初は，同じことしか言わないなこの人っていう衝撃しかありませんでした。最初はどんな会話してもそこにいくんだなって実感して驚いたっていう感じでした」

　精神症状や，身体にも症状がある場合はその影響がどのように表現されているのか，実際に患者に会ってみないとわからないし，そのあらわれ方は場合によっては衝撃的である。患者が身体症状を意識しないですむように，ほかの話題に移そうと何度か試みるが，結局はその身体症状の訴えに戻っていくという状況であった。学生はそれをなんとか改善しようということよりも，このような状況であることをまず認めた。

　精神症状や，患者の状況の把握の難しさは，専門知識の不十分さの自覚のほかに，精神疾患があることに対する配慮の必要性を学生に認識させている。

　「偏見というか，偏った考え方をもってしまって，患者さんと最初にかかわるときは，患者さんが○○（身体症状）を気にしていたので，それに関することは言っちゃいけないんだと思ってしまって，最初全然話せなかったです」

　患者の気がかりに触れることが，患者によくない影響を与えるのではないかと考え慎重になることは，相手への配慮として当然のことである。一方で，身体症状について触れることも，患者の看護を考えるうえで必要だという意識も生じたことから戸惑い，実習の初期には思うように話を進めることができなかった。

　「そのときから話してくださる方なんだなって安心する反面，話が切れなくて困ったっていうのは，……こんなにただしゃべっているだけでいいのかとか，患者さん疲れないかとか，ちょっといろいろ考えていた部分もありました。」

　また，患者との話が長くなった場合は，患者

学生のグループインタビューによる考察①

の疲労が気がかりになる。精神科の患者は、みずからの疲労を適切に把握できないかもしれないし、無理をして学生につきあっているかもしれない。

「患者さんのデータを見て状況というか、家族との関係にちょっと問題があるというのを聞いていて、家族についての話題、本当は大切な情報で聞かないといけないなというのはわかってたんですけど、ここにこういきなり突っ込むのはちょっと駄目だなって。精神じゃなくても、そういうのって若干引いてしまうのはあるんですけど、精神だから余計にそうなのかなって思っていたこともあって、最初は全然情報集めがうまくいかなくて、ずっとカルテ見ていた……」

患者の問題の要因となっていること（ここでは家族）について、問題解決のためにはそれを話題にする必要性があることは理解している。しかし、患者がこれまで面識がなかった若い人にそのことを話そうと思うだろうか。また患者が触れたくないと思っているかもしれないのに、学生のほうからそのような話題を切り出すのは難しいと感じた。さらに、精神疾患がある人は、そうでない人よりも、話の内容によっては深く傷ついたり、精神症状が悪化したりするかもしれないし、話したくなくても断ることができないかもしれないといった負担を、患者にかけてしまうことに対する気がかりを示している。

2) 精神状態の見究めや対応の難しさを乗り越えて得た信頼

学生が患者との対人関係を築いていくにあたって、日常生活で行うような他者への一般的な配慮のほかに、治療的関係が重要であることは明確に意識されていた。しかし、患者の精神状態を見究めていくことは難しく、患者に対するどのような対応が適切なのかは、時間とともにその程度は変化しても、常に頭を悩ませるものであった。

最初に接したときは多分、躁というかよい状態のときでしたが、実習を重ねるにつれてうつの部分が見えてきたという変化があって、いきなりつらいことやうつの気分になっているときの発言が聞かれるようになって。初めに接したときと違ったので、どのような反応をしたらよいのだろうって悩みました。年齢が近いけど、自分は学生で、仕事を経験していまのような状態になってしまった患者さんにどのようなことを言ったらよいのだろう？　私の言ったことはあってるのだろうか？　って。こういう対話には、きっと正解はないと思うけど、正解がないぶん、どうしていけばよいのか悩みました。

患者の状態が変化してうつの部分がはっきり見えてきたとき、患者が話した対人関係や仕事などのつらいと思っていることに対して、自分が患者の思いをつかめているのか、まだ学生の自分が社会人である患者に対して応えたことは患者の思いにそっているのだろうかと悩んだことが述べられた。このことは実習中にも私に話してくれたことで、実習半ばで行ったフリートークのカンファレンスでも話された。学生自身が述べているように、正解はおそらくないため、私も学生への返答に難しさを感じた。学生が患者に助言をするのではなく、気になったこ

とを少しずつ尋ねながら患者の思いを聴き，感想を述べたというやりとりの一部を聞いて，私も同じような対応をするのではないかと学生に伝えた記憶がある。

はっきりとした変化がないようでも，対人関係の積み重ねでわかってくることもあった。

「ただ話していて，流れとかその人の性格とかがわかってきたらすごく話しやすくなってきて，だんだん距離みたいなのはなくなっていって，途中でほかの施設に行ったり水曜とか休みになったりするじゃないですか。戻ってくると，2日間見えなかったのでさびしかったですよ，って言ってくれたりすると，患者さんもそういうふうに思ってくれるんだっていう感じで，患者さんに対して愛情をもつじゃないけど，だんだんそういう気持ちになっていったんだなっていうのがあります」

「話しているときって患者さんもすごく楽しそうだったから，ふっとまた『でも○○（身体症状）がね』って戻っちゃうときもあるんですけど，だんだんたくさん話してたくさん冗談とか言ったり，楽しい話とかするようになると，『○○（身体症状）がね』っていう言葉も少なくなってくるように感じていたので，なくならないかもしれないけど，本人の意識のなかでそれを忘れるようになるのかなと思うようになって，患者さんが元気になれたらいいなと思っていってましたね。ずっと1人でいるとまたそのことばかり考えちゃうようになるのかなと考えたり。私自身も患者さんが自分の昔の話とか家族の話とかしてくれるのを，うれしいなと思って聞いていた」

私は，受け持ち患者との信頼関係の発展には，何かはっきりしたきっかけがあるのかもしれないと予測し，学生たちに聞いてみた。しかし，全員が明確なきっかけはないと答えた。この場合は，時間をかけてかかわるうちに患者との間合いのようなものがわかってきて，それにそうようにかかわっていくうちに，愛着のような感情が湧き，患者も無意識に身体症状以外のことに目を向けられるようになったようだ。

「かかわっていくうちに患者さんが発してくれる言葉が多くなって。自分から質問しなくても患者さん自身のことを話してくれるようになって，だんだんとベッドサイドで話す時間も長くなって，信頼関係ができてきたのかなと思って，自分がうれしくなって」

「話してくれる内容というか，深さというか，より自分のつらかった過去とかそういうことに触れる言動というか，言葉がちょこちょこ増えてきて，最初は全然そういうことを言わなかったんですけど，生きる気力みたいなことを最後のほう，ちらほら漏らしていたりとか，最初のころそんなに言われなかった気がして，それは信頼というか，ずっと話をしていたから，これも話しても平気だろうっていう感じに患者さんの考えがシフトしていったのか，とは考えることができました」

学生が，信頼関係ができてきたという手応えを感じられるのには，やはり時間の力も必要である。患者がいかなる状態であってもそれを棚に上げず，その状態をていねいに見究め，それにあったかかわりを考え，続けていくことの大切さがここでは述べられていた。

また，4名全員が，ほかの領域の患者と比較して，精神科の患者はみずからのことをよく話

学生のグループインタビューによる考察①

題にする傾向があると気づいていた。

「精神科の患者さんって結構医師との面接があるからか，自分から症状とかを訴えてくれるという気がしたんですけど」

「ほかの実習先よりは自分の結構つらかったこととか，自分から話したいというか話してくださる感じだったかな」

「こっちとしては聞きづらいかなっていうようなこととか，たとえば患者さんの自殺未遂だったんですけど，なんで自殺したかったのかとかそんなことは絶対に聞きづらいなというような話でも自分から，意外とふつうに話してくれる，こういう状況だったんだよねとか」

「最初は全然話せなくて，聞きたいことがあるのに聞けないなと思ってたんですけど，かかわっていくうちに患者さんが，（こちらが情報収集として）聞きたいことではないかもしれないけど，旦那さんの話だったりとかは聞けるようになった……」

限られた実習期間のため，早いうちに患者の全体的な把握を行いたいところだが，疾患やあまり触れられたくないであろう部分について聞きだすのは気が退けてしまう。しかし，かかわりを続けていくうちに，患者みずからそのようなことを口にするようになった。患者の把握のために聞きたいこととは違っている場合でも，それに関連することも患者から話すようになってきて，結局はその人を理解することにつながっていった。これらは，精神療法を受け続けているために，医療者に自分の話をすることへの抵抗が少なくなっていることのほか，受け持っている学生に対して「話してもよい」あるいは「話したい」という信頼感が，次第に強くなったからではないだろうか。

人は相手が信頼に足るとわかるまで，心の底にしまってあることを，安易に表に出さないことのほうがふつうだろう。また，自分のそのような話をしたことで，相手が受け止めきれない場合もあると考えるだろう。患者と学生は，そのほかにもいろいろな思いをめぐらせながら相手をわかろうとしつづけ，ある程度わかったと思えたところから次第に深いことを話すようになったという対人関係の経過が，このグループインタビューから明らかになった。精神科の患者は，その深さが疾患のために独特であるが，少なくとも本稿に登場した4名の学生が受け持った患者は，相手が自分にとってどのような存在であるのかを見究めていく力をもっていたといえる。

この対人関係の経過のなかでは，学生が対応するには難しい場面がいくつもあったことは，上述のとおりである。その場面に対し，学生は患者にとってもっともよい影響を及ぼす対応はなんなのか考え続け，患者の状態をそのつど評価しながら対応を重ねていた。精神疾患をもつということの理解の難しさが，もたないことに対するそれよりも難しいということは全員が述べていた。精神疾患の特性を考えたから，その試行錯誤はよりていねいに行われていたのだろう。

今回は，学生がどのように試行錯誤しながら患者をみて，状態を把握し，関係性を発達させてきたかを中心に報告した。次回は，それらにおいて指導をする側に何が求められているかということを述べていきたい。

精神科看護 グラビアページの取材協力のお願い

雑誌『精神科看護』では1998年6月号（通巻69号）より、「クローズアップ」と題して全国の精神科病院・施設を取材してきました。「その場所で行われているかかわりは患者・利用者の表情にあらわれる」というコンセプトのもと、患者・利用者さんの豊かな表情を広く読者に伝えるとともに、患者・利用者さんとかかわる医療者の姿、そして病院・施設が果たしてきた役割やその実践に焦点を当てた取材を続けています。みなさまの病院・施設の活気ある姿、また日々奮闘するケアの実践・現場を、この機会にぜひ紹介されてみてはいかがでしょうか？

01 ご応募いただいたら

まず取材日程の調整と並行し、病院・施設のどのような点をクローズアップするかを打ち合わせさせていただきます。そのうえで正式な依頼状（公文書）をお送りいたします。

02 取材当日は

担当編集者と写真家の大西暢夫氏がお伺いします。基本的には事前のスケジュールに沿って取材を進めさせていただきます。取材は概ね2日間となります。事前に許可をいただいている場合でも、患者・利用者さんとお話し・撮影させていただく際には必ずご本人から許可を得て行います。

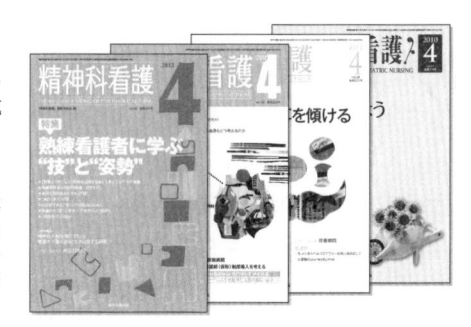

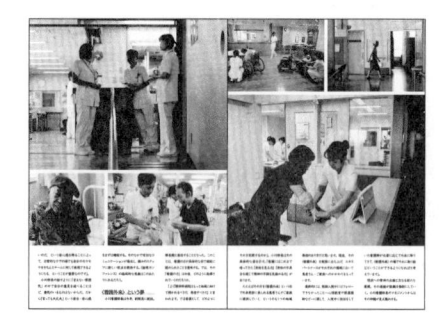

03 写真の確認は

当日撮影した写真のカラーコピーをお送りします。掲載可能なお写真を選択いただき、ご指示ください（一度目の確認）。その後、編集部で使用可能な写真から数点をピックアップし、誌面レイアウトを作成します。このレイアウトの段階でも再度写真掲載が可能か確認させていただきます（二度目の確認）。

04 できあがった雑誌は

5冊謹呈いたします。またグラビアページのみを冊子体としたもの（抜き刷り）も希望部数分が作成可能ですので、ご要望があれば担当編集者にお申し付けください（抜き刷りは有料となります）。

写真家紹介

大西暢夫（おおにしのぶお）

1968年、東京生まれ、岐阜で育つ。東京綜合写真専門学校卒業後、写真家本橋誠一氏に師事。2001年より雑誌『精神科看護』のグラビア撮影を始める。2004年、写真絵本として発表された『ひとりひとりの人　僕が撮った精神科病棟：大西暢夫　文・写真』も、各方面から高い評価をいただいています。

2010年に刊行された写真絵本『ぶた にく（幻冬舎）』では第58回産経児童出版文化賞と第59回小学館児童出版文化賞をW受賞。

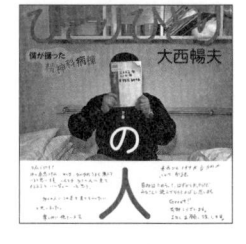

※データ化された写真は信頼性の高いセキュリティのもとでサーバーに保管されます。また、データの社外への流出を避けるため、データの移動の際にはインターネットを使用せず、必ず保存用デバイスでやりとりを行う社内規定を設けています。こうした高いセキュリティ管理に関しては、社外関係企業にも同様に要請しています。

お申込みおよびお問い合わせ

（株）精神看護出版編集部（担当：霜田）

〒140-0001　東京都品川区北品川1-13-10　ストークビル北品川5階
Tel:03-5715-3545　fax:03-5715-3546　E-mail:shimoda@seishinkango.co.jp

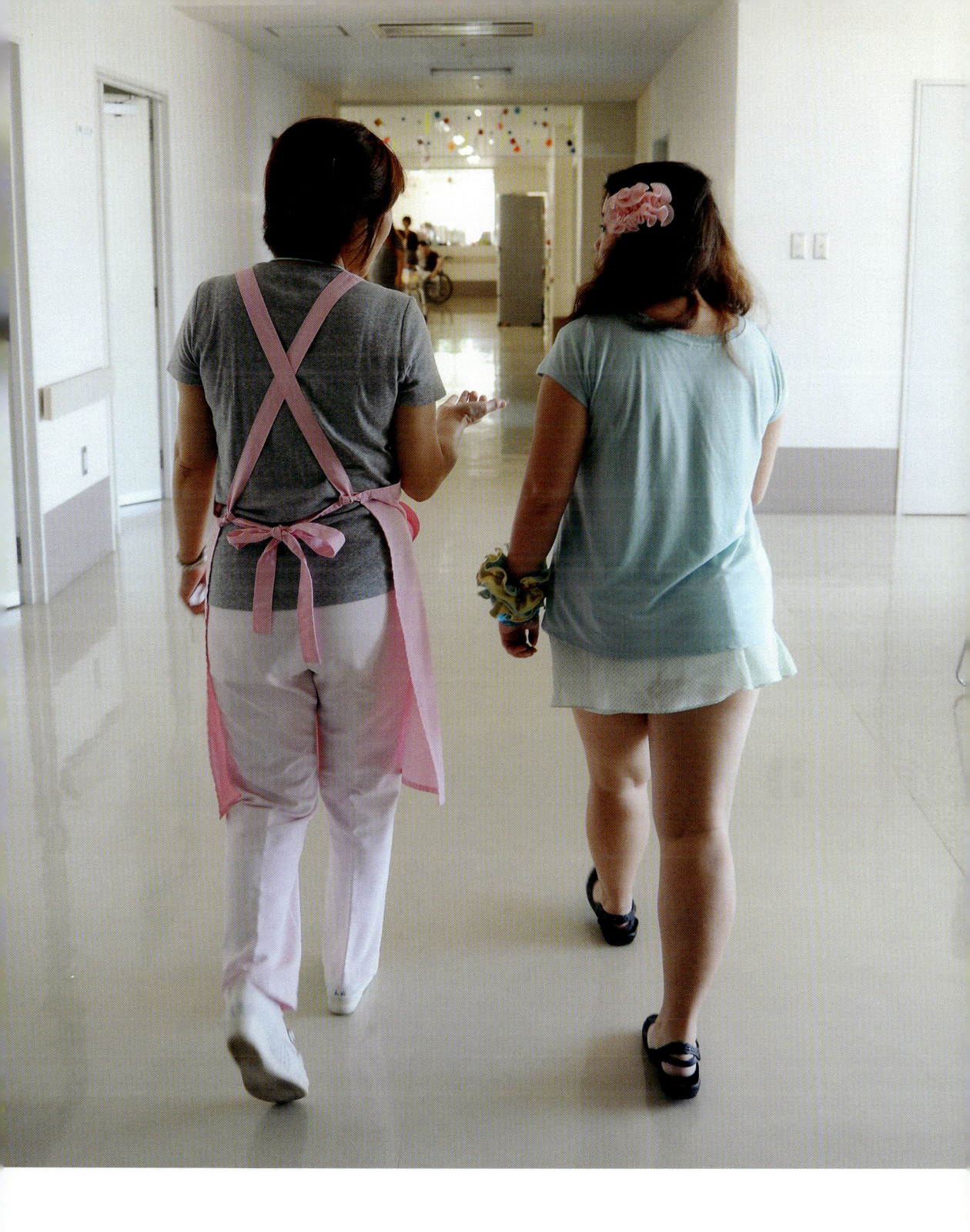

福井記念病院
<神奈川県三浦市>
撮影：大西暢夫

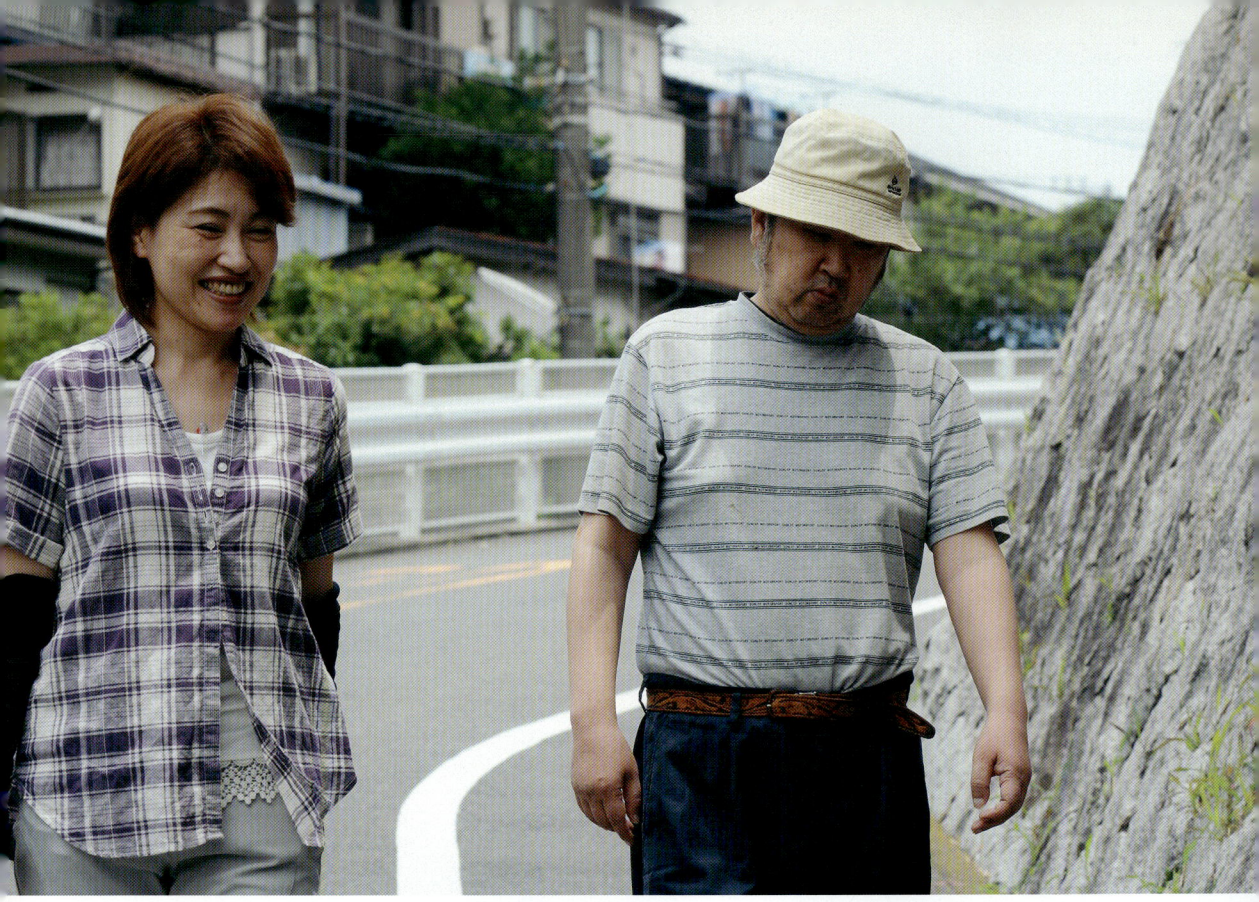

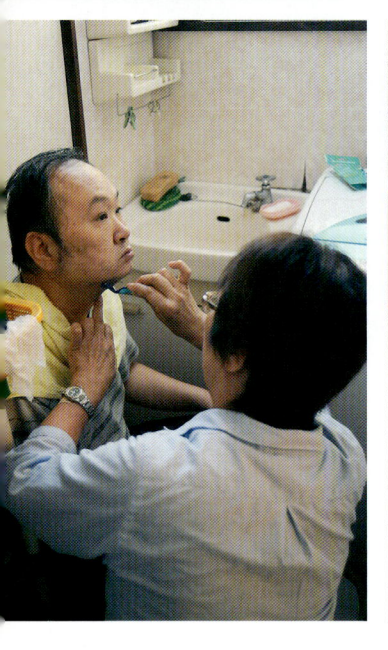

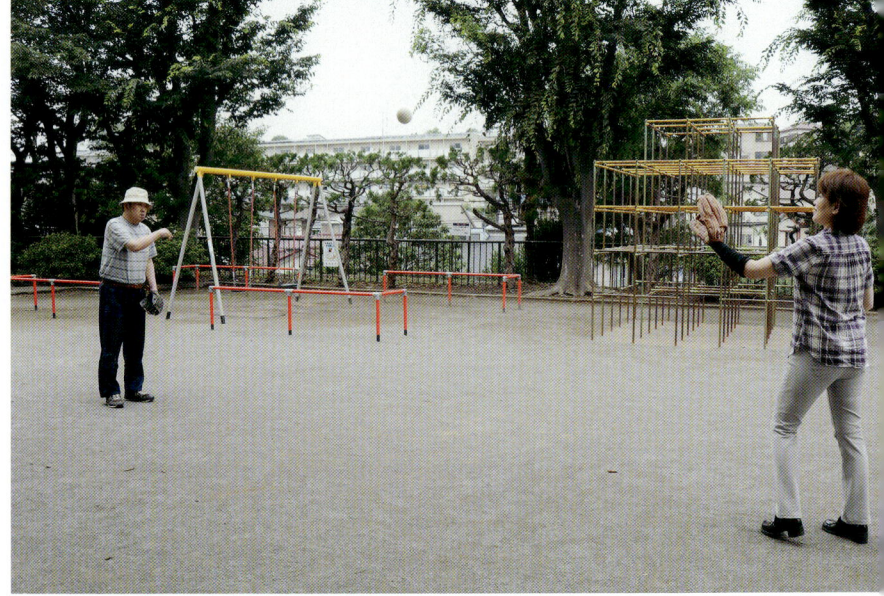

地域を支える

　神奈川県南東部に位置する三浦半島。その大半を占める横須賀市と三浦市の人口は合計すると50万人近いが、この地は全国的にも精神科病床の少ないエリアとして知られているそうだ。そのため横須賀市と三浦市の境に建つ福井記念病院の診療圏は、横須賀・三浦の両市のほか、近接する鎌倉市、逗子市、葉山町と広域に及ぶ。

　「病棟に勤務していた時代に看ていた利用者さんも多いのですが、地域で暮らす利用者さんの姿には学ぶところも多いですね。なかには入院していたときよりも状態が不安定な方もおられますが、それでもなんとか地域で生活できていま
す。こうした地域での支援がもっと早くに存在していたならば、まだまだ退院できた患者さんは大勢いたのではないかと感じることも少なくありません……」。訪問看護師の小松さんはそう話す。

　取材に訪れたこの日は、3件の訪問に同行させていただいた。そのうち利用者さんの1人は、自身が病気になったと

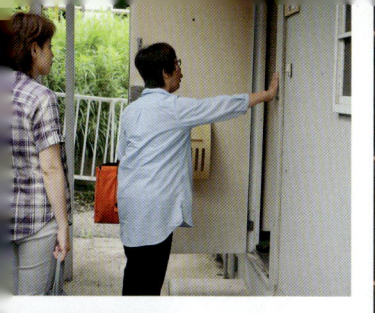

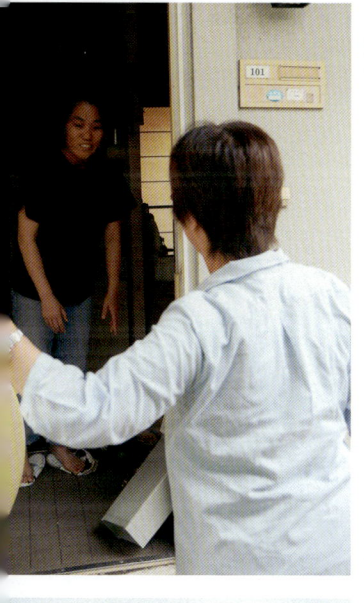

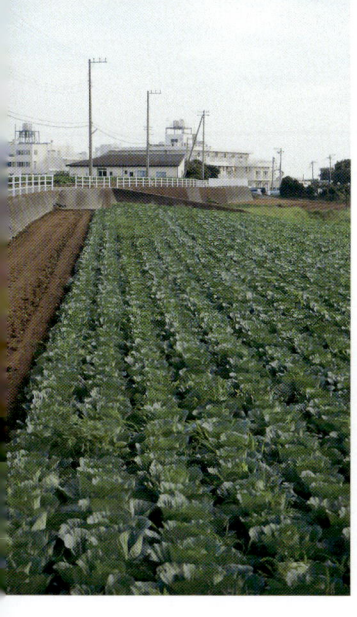

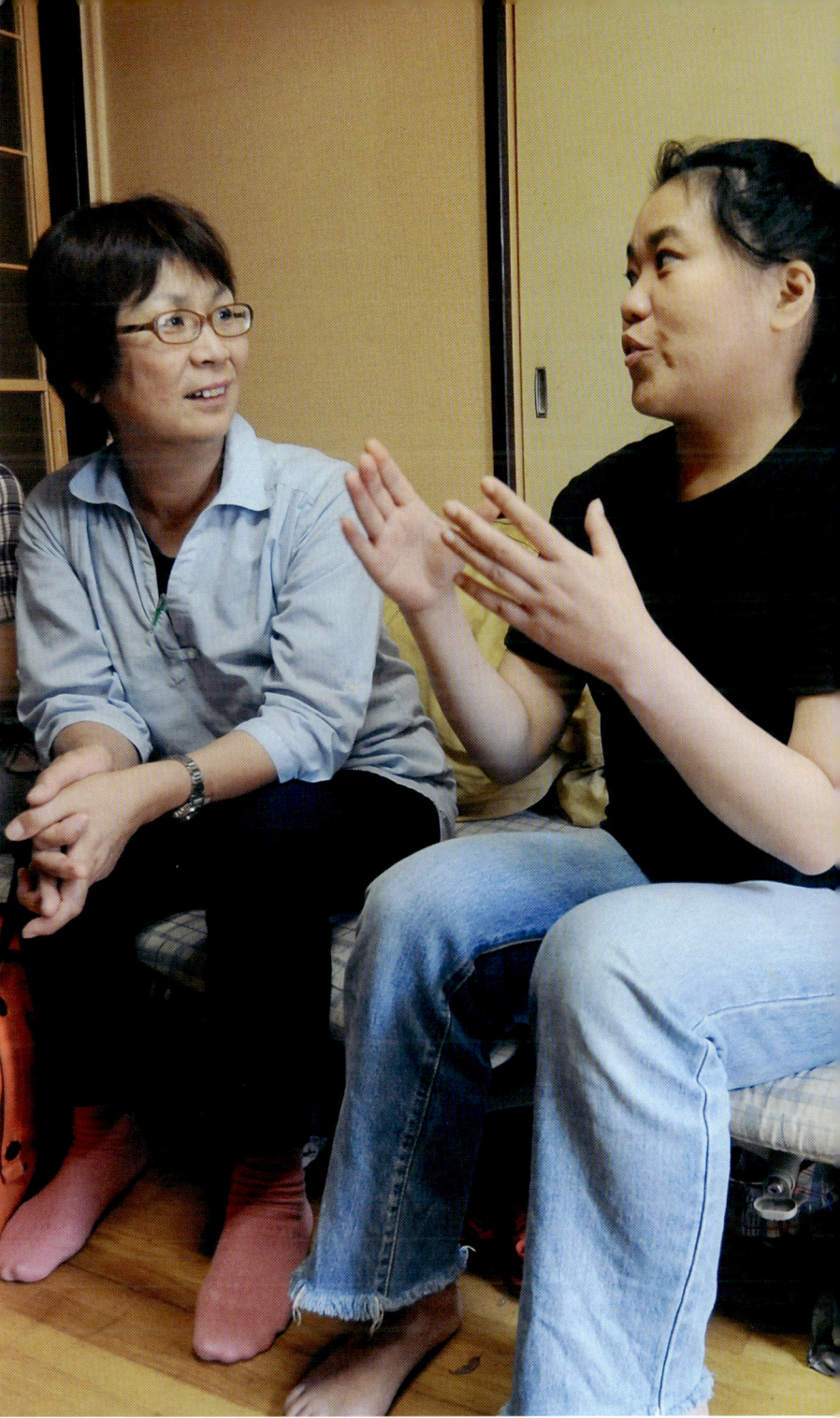

きのことをこのように語ってくれた。「若いころはとにかく仕事をすることにこだわってたくさん失敗もしました。障害年金をもらい、仕事をすることにもこだわらなくなって少しずつ楽にはなりましたが、それでも病気を受け入れるまでには長い時間がかかりましたね……」。「自分のつらかった想いを話すことは少なかったよね」と小松さんが問いかけると、「話しても仕方がないと思っていたし、いまを楽しもうと思ったほうがストレスにもならずにすんだから」と返した。現在は近くに住む友人と互いに家を行き来したりしながら、日々の生活を楽しめているそうだ。

高屋淳彦院長によれば、三浦半島は精神科病床が少ない一方で、もともと地域支援の盛んなエリアでもあるという。それだけ地域に潜在するニーズは大きいということだろうが、そのなかで福井記念病院は平成24年度より県から業務委託を受けて『こころといのちを守る訪問支援（アウトリーチ）支援事業』を開始した。これは、生活に困難さを抱える未治療・医療中断などの精神障

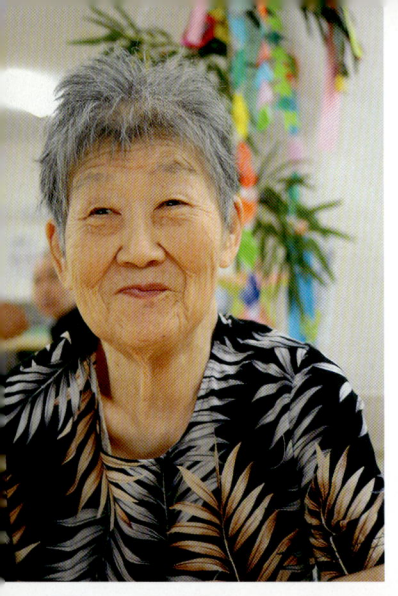

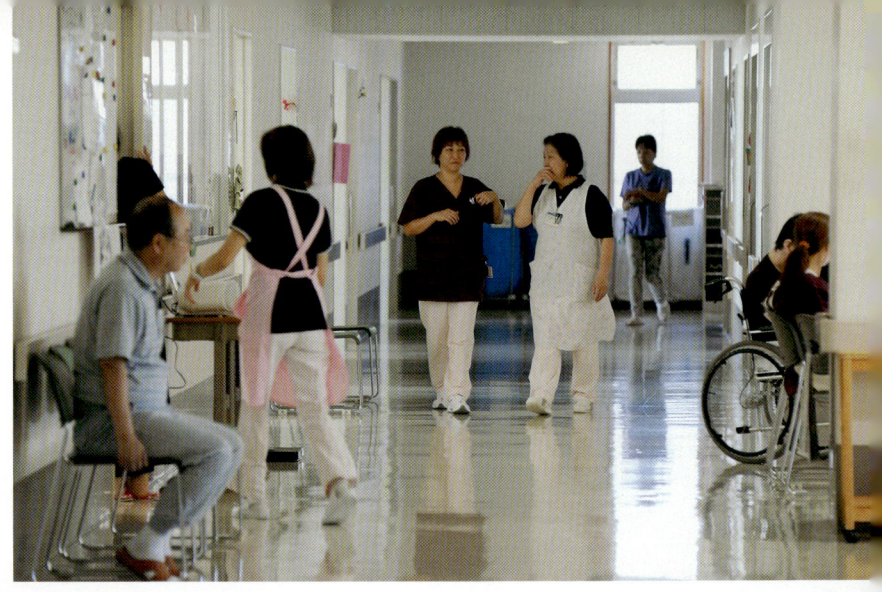

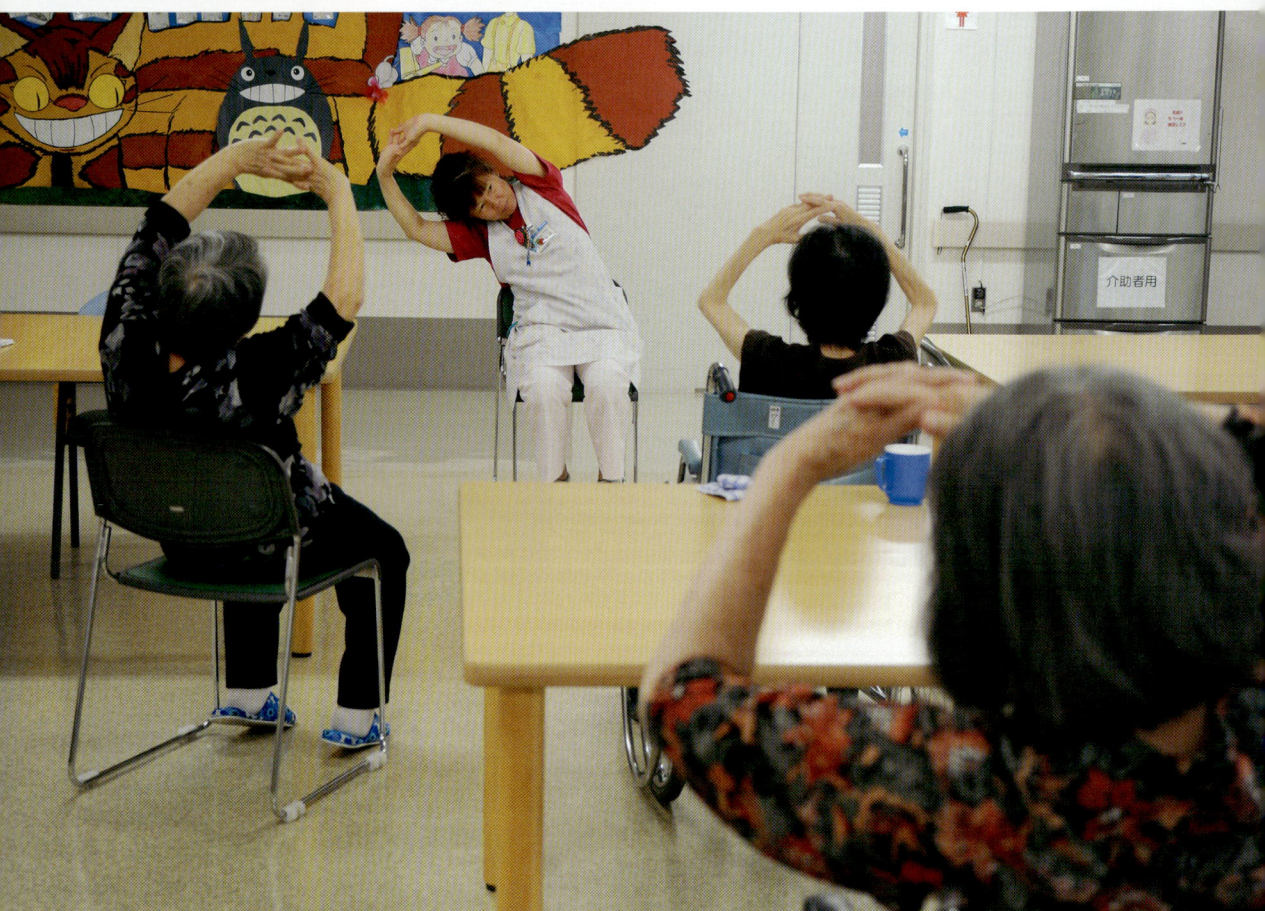

がい者の生活の場に多職種で訪問し，本人の主体性を大切にしながら相談・情報の提供，必要があれば医療や福祉サービスへとつなげることを目的としている。「精神科病床の少ない地域だからこそ，他の施設や機関と連携しながら，私たちから積極的に地域に出ていく構えが必要なのです」。高屋院長は意気込みをそのように語ってくれた。

退院に向けて

　福井記念病院では2005（平成17）年に病棟を新築し，病棟機能の分化・見直しをはかった。その際，うつ病などで一時的に休息を要する患者さん，また増加する児童思春期の患者さんへの対応を意識し，個室を中心とする療養病棟を設置した。設置当時にはこうした試みはまだ珍しく，遠方から入院を希望する患者さんも来られたそうだ。

　先述のような休息入院を希望される患者さんがいる一方で，社会復帰病棟としても機能するこの病棟には比較的長期に入院する患者さんもいる。退院に足

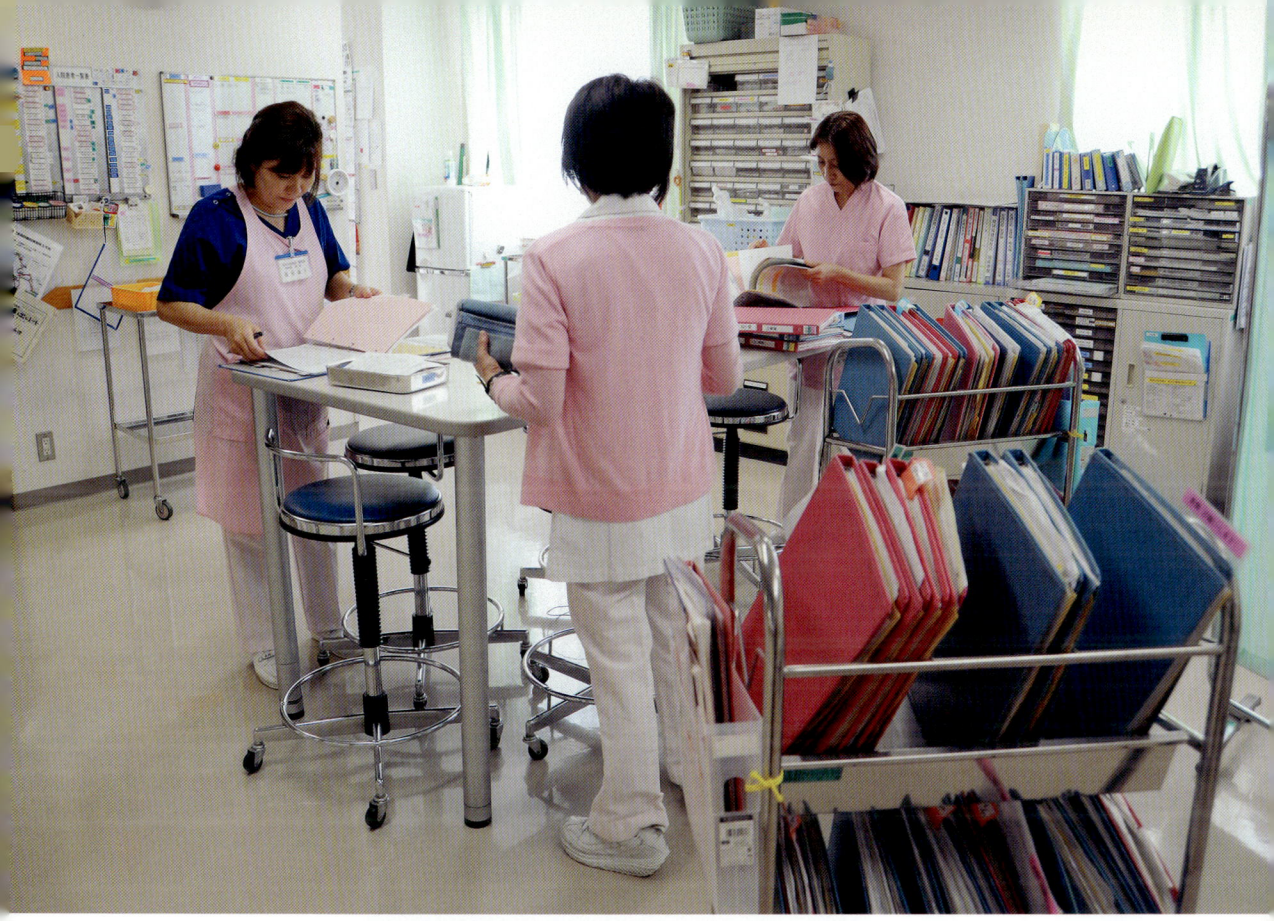

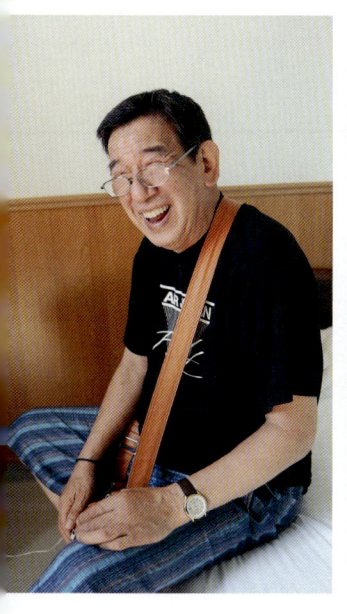

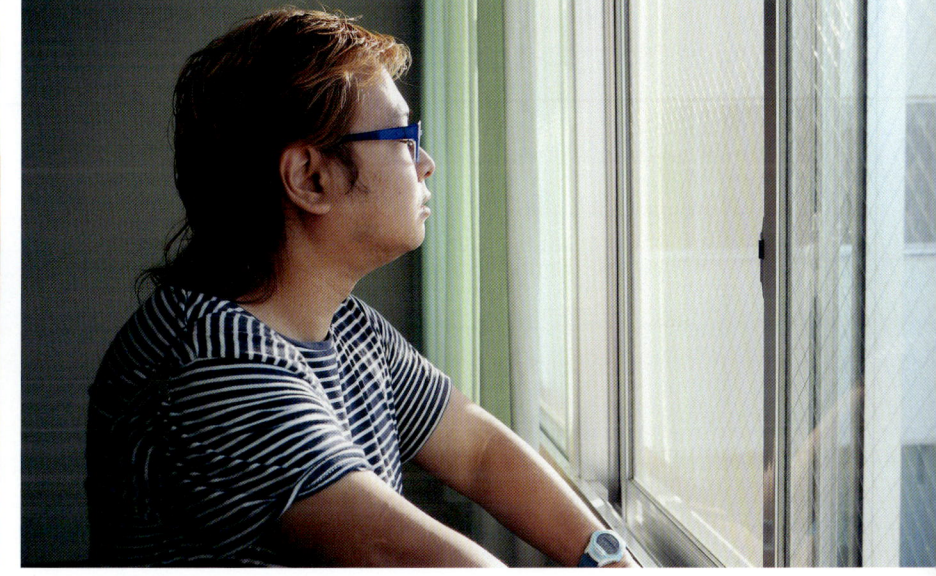

踏みしてしまう患者さんに対してはさまざまな働きかけが行われているが，なかでも効果的との実感がある取り組みの1つに『知っ得講座』がある。これは障害年金や自立支援など，退院時やその後の生活を支える制度を独自に作成した記入式の資料を用いて学んでいくプログラムだが，自由参加にもかかわらず予想外の患者さんが参加を希望されることも多いという。主に地域連携室に属する精神保健福祉士，また作業療法士が中心となった取り組みではあるが，その振り返りは主治医や担当看護師が担当する。

また，このプログラムについて病棟スタッフからはこんな効果も聞かれた。「漠然と"退院どうですか？"と尋ねてみても患者さんの想いを聞きだすことは難しいのですが，その日のプログラムにそった振り返りを行うなかで，退院に向けて患者さんが抱える具体的な不安が聞かれることが多くなりましたね。私たちはどうしても手のかかる患者さんに目がいってしまいがちなのですが，落ち着いて見える患者さんにもまた複雑な不安があることに

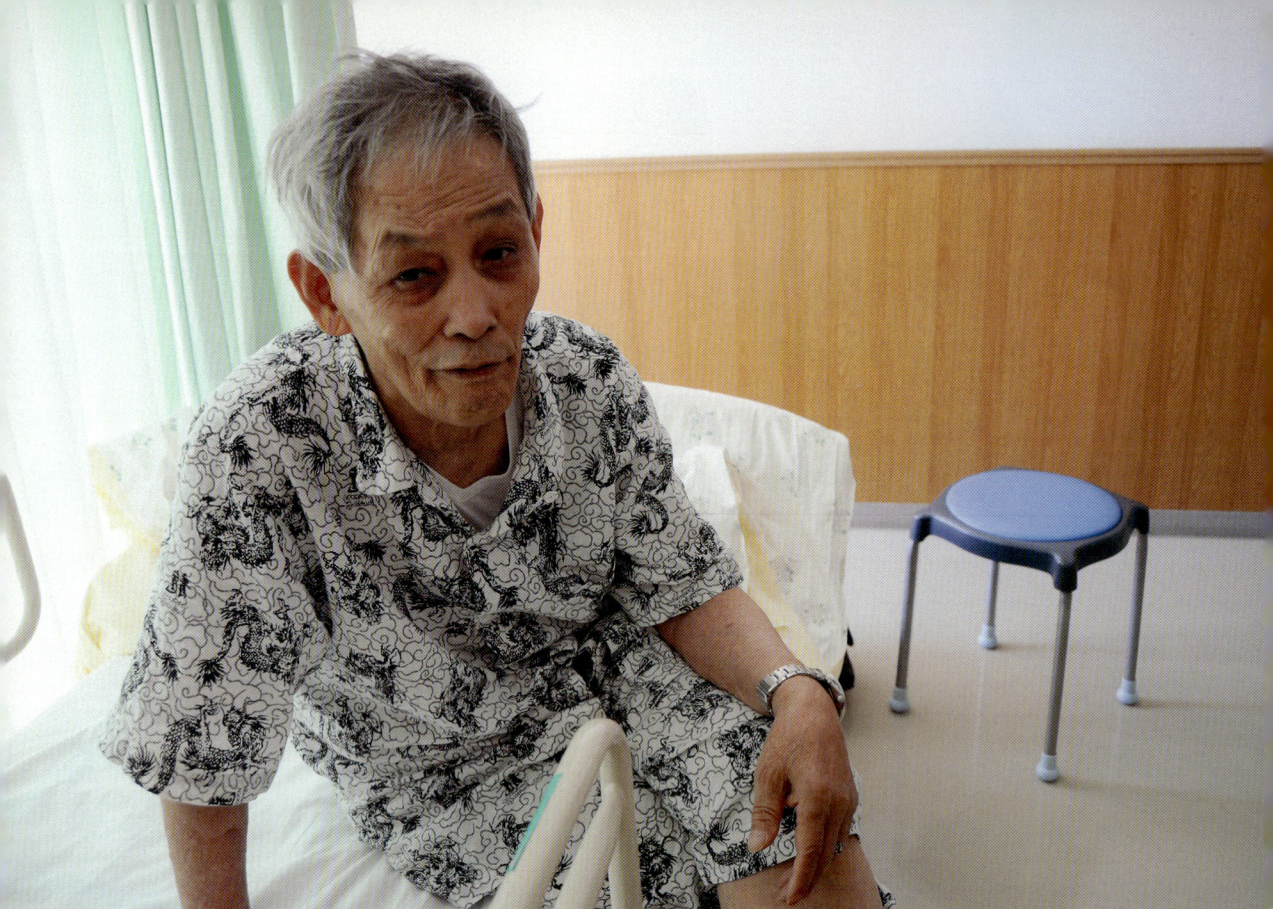

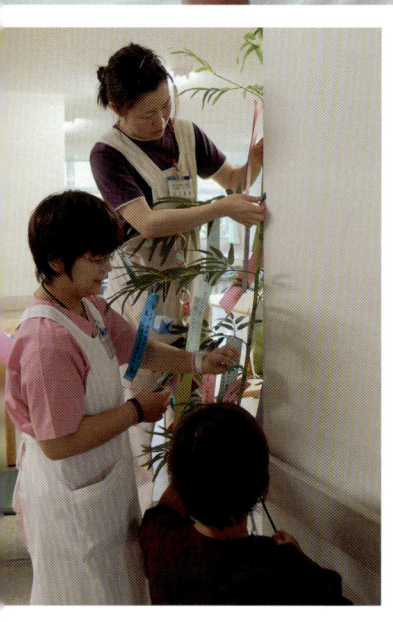

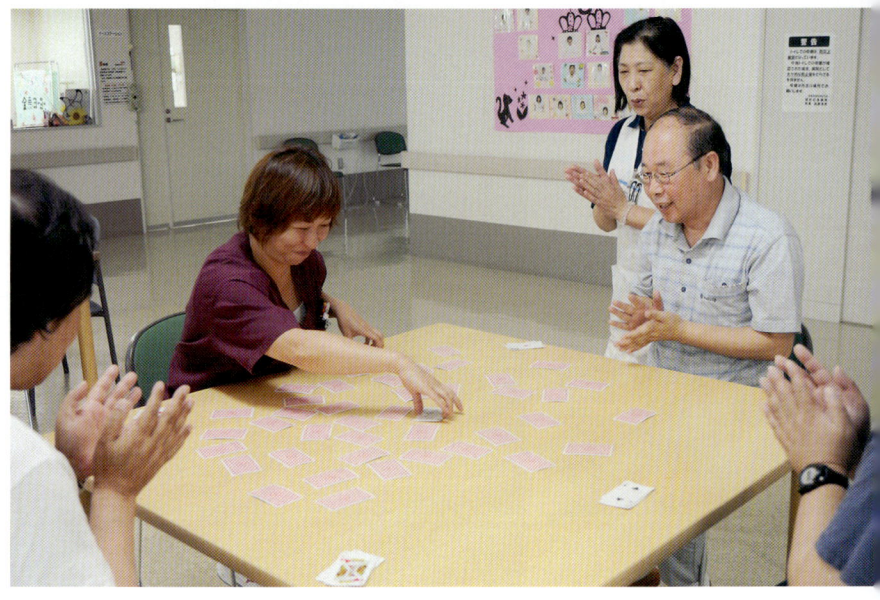

あらためて気づかされました」。退院に向けてのモチベーションを高める意味,そして患者さんが抱える不安を共有するという意味においても,先の取り組みには確かな効用があるようだ。

多職種連携のための土壌

「多職種でカンファレンスをしていればチーム医療ができているということにはなりません。患者さんのためにどうあるべきなのか,ということを日ごろから職種を超えて議論できる職場風土ができているかどうか。そこが問題です」。多職種連携についてそう熱弁するのは看護部長であり副院長でもある中庭良枝さん。スタッフ教育の充実化,そしてこの多職種連携のための職場風土づくりが目下の課題だと中庭さんは語る。

なかでも現在,特に重きを置いているのが,現場を支えるケアワーカーへの教育的支援だ。これまでケアワーカーへの教育は現場ごとにバラバラに行われる状況にあったが,昨年度より,先輩のケアワーカーが新人をマンツーマンで1年間教

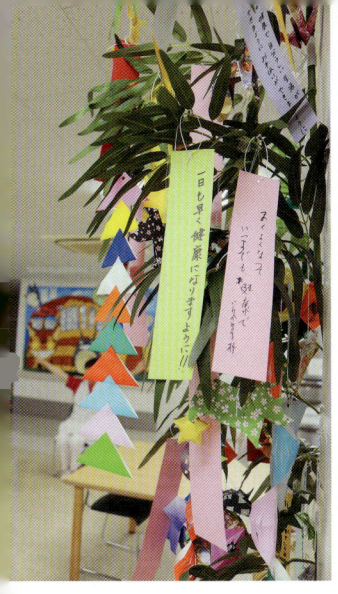

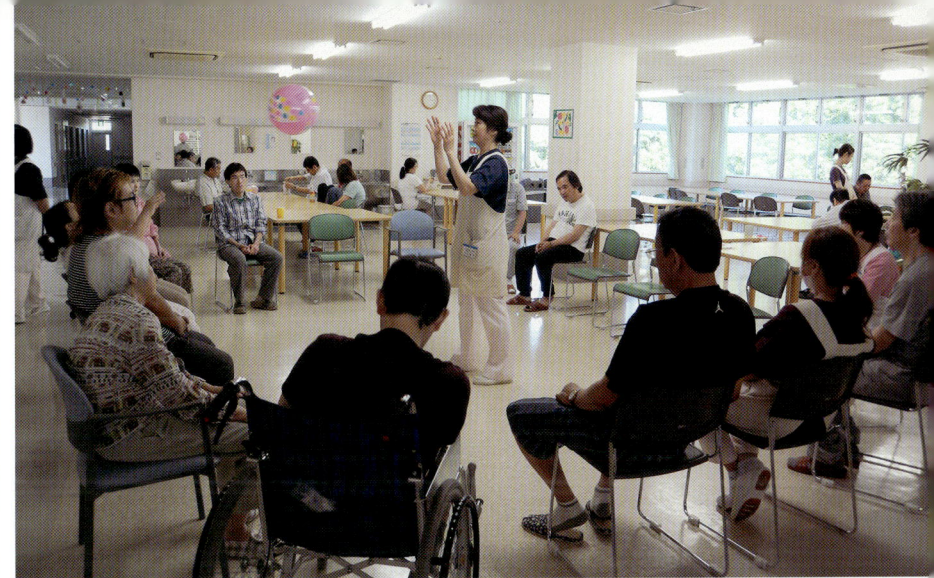

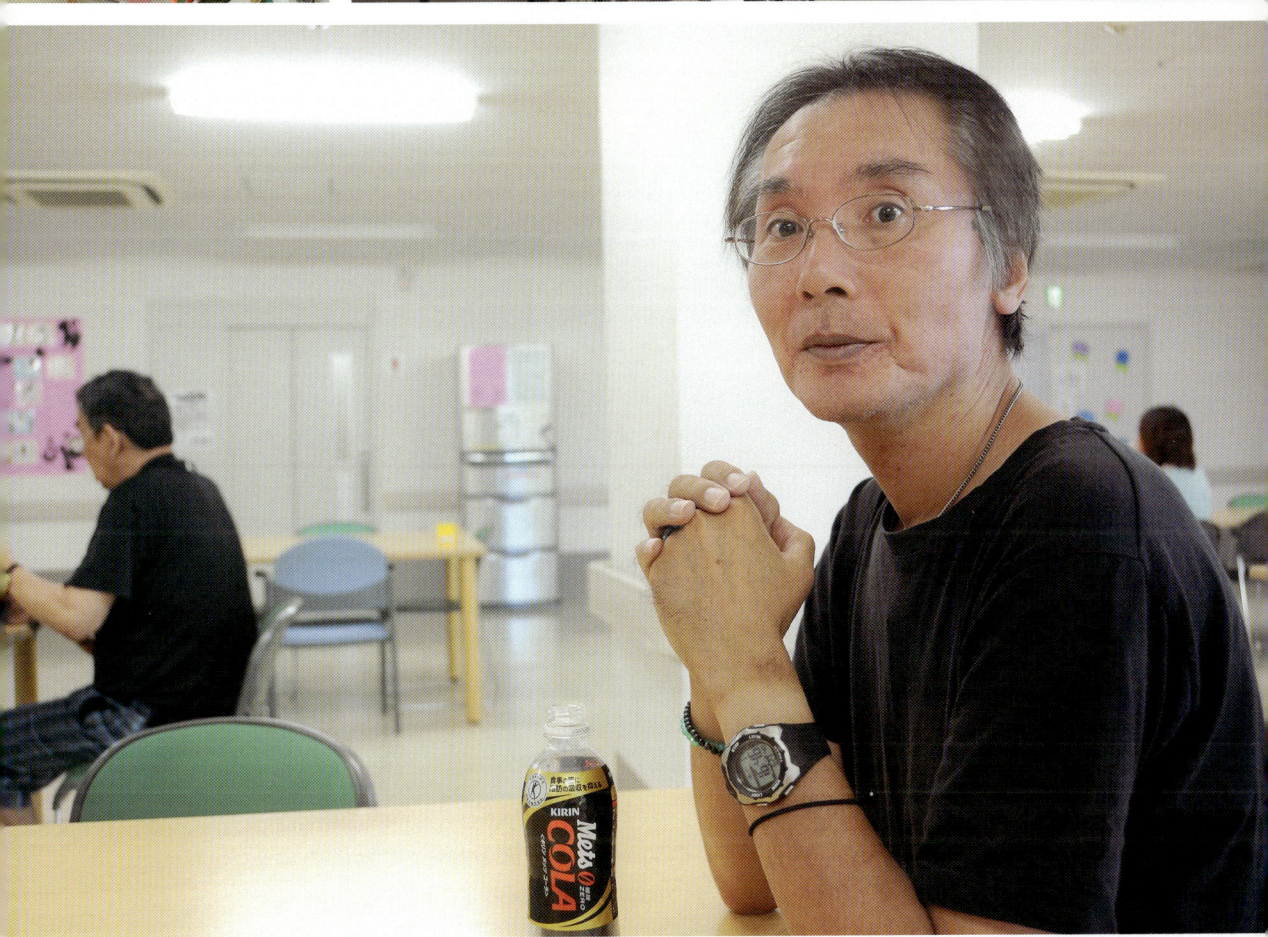

育するプログラムを導入した。また患者さんの摂食嚥下問題に対応すべく院内に組織された『食の安全委員会』には，委員としてケアワーカーにも加わってもらっているそうだ。「介護という重要な部分を担うケアワーカーの方々には，確かな誇りとやりがいを感じながら仕事に臨んでいただきたいのです。最近ではうれしいことにみずから外部研修への参加を希望する方も増えてきて，よい意味での変化を感じています」。

また，それぞれの立場を明確にし，そのうえで日ごろから隔てのない議論をする（できる）ことが多職種連携の条件であり意味だとするならば，これまでとかくあいまいになりがちだったケアワーカーの立場の明確化を目的とする教育導入は，もう1つの課題である職場風土づくりにもつながっている。「看護師が行う業務にしても，ケアワーカーの立場から"こういう工夫もあるのではないか"と思うところがあれば，積極的に提案してもらうことも必要です。そういう日々の積み重ねこそが，ひいてはチーム医療を展開するための確かな土壌をつくると私は考えています」。

「院長」に訊く

すべての精神疾患に対応できる体制を

医療法人財団青山会 福井記念病院 院長
高屋淳彦さん

　当院は横須賀市と三浦市のちょうど境に位置しますが，この地は全国的に見ても非常に精神科病院の少ない地域です。そのため，当院は三浦半島の基幹病院として地域の精神医療全般を支えられるようこれまで尽力してきました。現在，児童思春期から老年期，また統合失調症の急性期から発達障害や高次脳機能障害に至るまで，さまざまな患者さんが来られますが，すべての精神疾患を診られるように体制を整えることが基幹病院としての当院の使命だと考えています。

　そのためには適切な治療環境を整えておくことが欠かせません。当院では1992（平成4）年に全国に先駆けて認知症疾患治療病棟を立ち上げ，また急性期治療病棟のほか，個室中心の療養病棟（開放）を設置しています。最近では気分障害圏の患者さんをはじめ，短期間での休息を希望される方が増えてきました。ほかにも認知機能の低下はそれほど見られないものの，不眠や食欲の著しい減退など，いわゆる老年期精神障害を抱える患者さんが増えてきているとの実感がありますが，こうした方々には先の療養病棟で休んでいただきながら治療を行うようにしています。生活に行き詰った際，患者さんが一時的に"避難"する場所が今後ますます必要とされると考えますが，その場所はいるだけで気の塞ぐような場所であっては意味がないのです。

　また高齢化に伴う認知症患者さんの増加に関連していえば，身体合併症への対応は看過できない問題です。周辺症状がでているために一般科で身体治療をすることが難しくなる患者さんは少なくありません。そこで当院では，精神症状と同時に一定の身体疾患を診ることができるように身体合併症病棟も設置しています。他院から転院を要請されるケースも多いのですが，対応の難しい問題を相互にカバーしあうことで他院との関係性はより密なものになってきたといえます。以前は精神科というだけで受け入れを拒否されるケースも多々あったのですが，最近では認知症だけでなく，当院では治療の難しい身体合併症をもつ患者さんのケースなどにおいてもスムーズに受け入れていただけます。

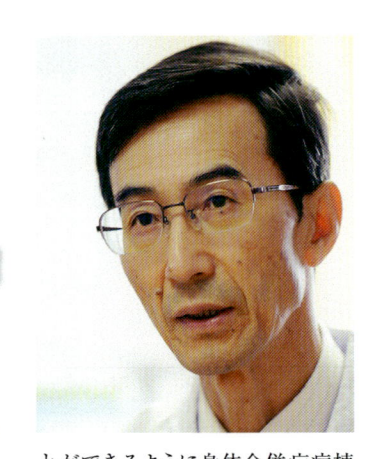

　最後に，当院の創設者である福井東一先生は日本における開放的精神医療の先駆者であり，当院もまた80床の全開放の病院としてスタートしました。そうした開放的医療の理念や伝統を大切にしながら，今後も地域の精神医療の基幹でありたいと考えています。

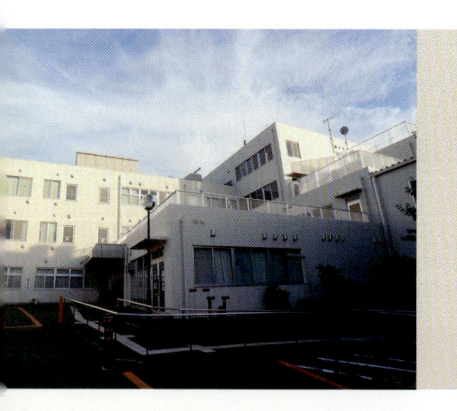

医療法人財団青山会 福井記念病院

〒238-0115　神奈川県三浦市初声町高円坊1040-2
TEL：046-888-2145／FAX：046-888-5870　URL：http://www.bmk.or.jp/fukui/

- ●診療科：精神科・神経科・心療内科・内科・歯科
- ●職員数：398人（平成25年6月現在）
- ●病床数　　　　　　　　　　　　　　　498床
  - 認知症疾患治療病棟　　50床（1単位）
  - 精神一般病棟　　開放152床（3単位）
  - 　　　　　　　　閉鎖128床（3単位）
  - 急性期治療病棟　　　　48床（1単位）
  - 精神療養病棟　　　　120床（2単位）
- ●関連病院・施設
  - 本部事務局／みくるべ病院／介護老人保健施設なのはな苑／生活支援施設萌木／青山会内クリニック／リワーク支援青山会／居宅援事業所なのはな／社会福祉法人クオレ

精神科看護 2013.9. vol.40 No.9（通巻252号）　取材／文：編集部・鈴木基弘　取材日：2013年6月2

特別記事

視察報告：カリフォルニア洲サンフランシスコ市におけるNPの活動
第2回　シュレイダーハウス

荒木とも子[1]　**松下年子**[2]
あらき ともこ　　まつした としこ

1) 埼玉医科大学大学院看護学研究科 博士課程専攻生（神経精神科医学教室）
2) 横浜市立大学医学部看護学科・医学研究科看護学専攻 教授

　今回は，カリフォルニア州サンフランシスコ市にある急性期精神疾患患者を受け入れている中間施設，シュレイダーハウス（Shrader House）における急性期精神科医療（居宅看護）の実際，またそこでのナースプラクティショナー（NP：Nurse Practitioner）の活躍を紹介する。われわれがこちらに訪問したのは2012年10月6日であった。

サンフランシスコ市内の精神科医療中間施設とシュレイダーハウス

　サンフランシスコ市内の精神医療の中間施設には，以下のような種類がある。①平均滞在期間が2～3週間の急性期精神科医療中間施設（3か所），②急性期と慢性期の間に位置する平均滞在期間3か月程度の亜急性期精神科医療中間施設（3か所）注1)，③平均滞在期間が6か月から1年に及ぶ長期滞在型慢性期精神科医療中間施設（4か所）。ほかにも，高齢者や女性に特化した中間施設，長期間入院していた患者が地域で生活するための準備をする施設がある。なお，1960年代以降，強力に脱施設化が進められた米国ではあったが，日本ほどではないにしても依然，50年以上の長期入院患者がいるという。

　そうしたなか，約12名（18～24歳）の患者を入所できる急性期精神科医療中間施設「シュレイダーハウス（以下，ハウス）」は，サンフランシスコ市の住宅街の一角にあった（写真1）。普通の住宅を施設として活用し1969年に開設したが，現在のプログラムを展開するようになってから17年になるという。施設の中にはダイニングルーム，リビングルーム，エクササイズルーム，ミーティングルーム，診察室，入所者用の部屋があり，入所者の部屋は個室1室，2人部屋4室，3人部屋1室である（写真2～5）。

　また，ハウスにおける精神障がい者の回復やケアに関する考え方は次のとおりである。「入所者（患者）の回復は，薬物療法によるものでもなければ，専門家や有資格者，学識者によるアドバイスによるものでもない。入所者を支えてくれるスタッフと施設と，環境によって達成される」。すなわち，身体や精神の医療面だけでなく住居の問題など，福祉や社会的側面も含めて対象者をトータルにみていくことが肝要だということ，そして，日本のようにスタッフ（組織）が縦の関係，年功序列で構成されてはいないということである。たとえば日本であれば，医師がコメディカルの上に位置し，医師がコメディカルを雇用するというイメージがあるが，ハウスではプログラムを展開するスタッフがメディカルスタッフの精神科医やNPを雇用しているという雰囲気がある。このような関係

特別記事

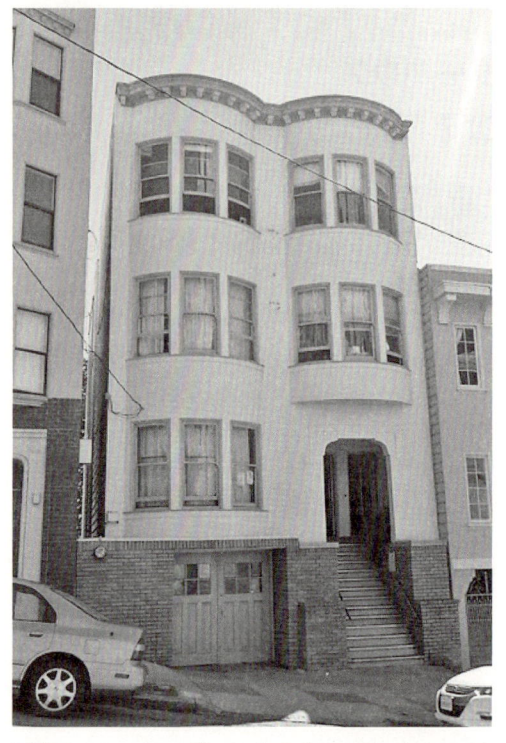

写真1　シュレイダーハウス（Shrader House）

性やハウス自体のもつパワーをハウスでは大切にしている。

入所者

　入所者は，病院の精神科急性期病棟から送られてくるケースが多い。しかし州の精神科病院の在院日数が減少するとともに，精神科救急センターから病院の急性期病棟に移ることなく，センターに1〜3日滞在して直接ハウスに入居してくるケースも増加している。その他の入所者の紹介元は，地域の精神科クリニックや高齢者施設，デイケアセンターと多岐にわたる。
　急性期を脱していない陽性症状が顕在している者，重度な抑うつ症状を呈する者なども少なくない。疾患としては気分障害，統合失調症，薬物依存症が大半を占める。
　ハウスではそうした人たちに，まずは精神症状が安定するような急性期プログラムを実施するが，不穏・興奮が激しい人や，麻薬による離脱症状が厳しい人（麻薬使用者）には鎮静をかけることもあるという。われわれが部屋の施錠について質問すると，「施錠（隔離）はしない」との返答であった。さらに，精神症状が活発な入所者に対応するスタッフに男女の区別があるかを質問したところ，逆に「なぜ？」と質問され，男女問わずかかわっているとのことであった。入所者の平均滞在日数は2〜3週間である。

スタッフの概要と役割

　主なスタッフは，管理職3名（施設長，理事），カウンセラー，あるいはクリニッシャン（clinician）と呼ばれる生活支援者（以下，スタッフ）11名で構成されている。勤務形態は人により多少の相違はあるが通常は週40時間のフルタイムで，時間差出勤を取り入れている。ほかに非常勤の成人科NP1名（週8時間）と，精神科医1名（週15時間）がハウスを訪れて診察をする。常勤スタッフは密にNPや精神科医と連絡をとりあっており，入所者について問題があれば直ちに電話する体制となっている。電話でスタッフに指示・指導するのもNPの大切な役割の1つである。
　ハウスにおける成人科NPの主な業務は，慢性疾患の管理，たとえば高血圧や糖尿病などを併発した精神疾患患者の身体疾患に対する治療，薬物処方，保健指導である。NPがハウスに来所すると，そこにはNPが診察する入所者

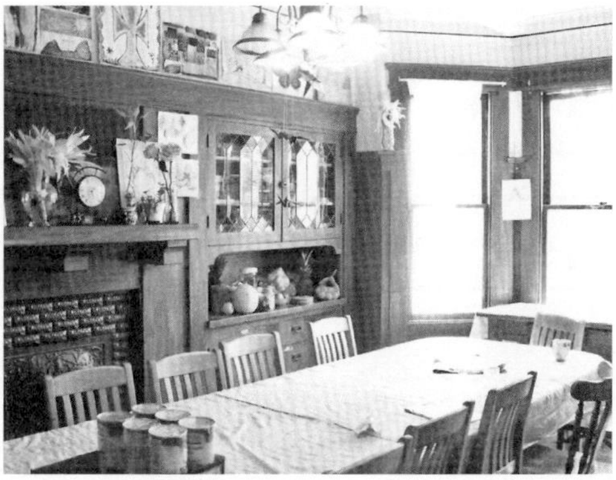

視察報告：カリフォルニア洲サンフランシスコ市におけるNPの活動

写真2　ダイニングルーム

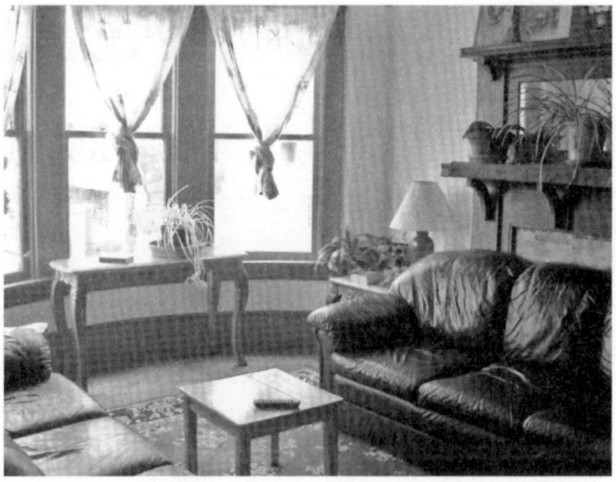

写真3　リビングルーム

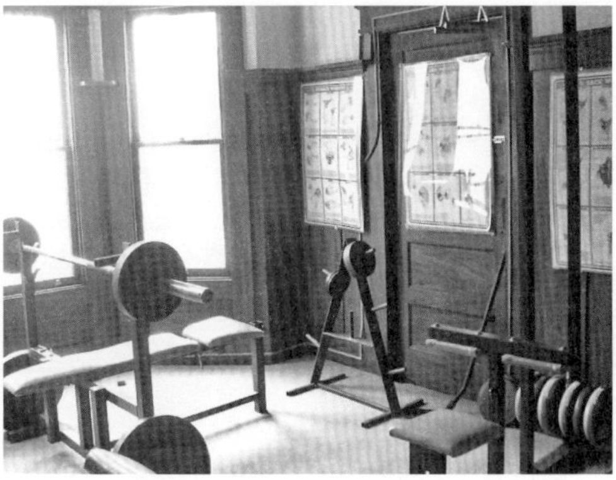

写真4　エクササイズルーム、

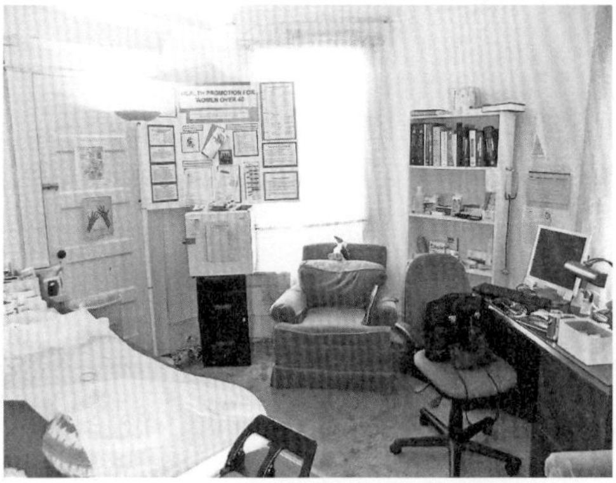

写真5　NPと精神科医の診察室

のリストが用意されており，順次リストアップされた入所者の診察を行う。たとえば，下痢が続いている人，筋骨格系の疼痛を訴える人，皮膚疾患をもった人（ホームレスだった人には特に多い），歯の痛みを訴える人，不眠を訴える人などが診察の対象となる。炎症がある場合は消炎鎮痛薬などを処方する。ハウスの入所希望者は，結核反応が陰性でないと入所できないため，入居後直ちにツベルクリン検査を受けるが，ツベルクリン検査の注射や判定も成人科NPが実施している。記録はいまのところ紙カルテで，電子カルテは資金が入り次第導入されるという。とはいえ，パソコンにて検査結果や血液データなどを参照することは可能で，サンフランシスコ市内の病院に入院既往があれば，入院中のレントゲン写真の画像，退院時サマリーなどを参照することもできる。

次に精神科医の業務であるが，精神科医は入所者の精神疾患の治療と管理に専念している。つまり，入所者の身体疾患の治療にはノータッチである。

最後に，常勤スタッフの業務内容であるが，入所者の健康管理や栄養指導，禁煙指導，その他の保健指導（グループ療法の場合，そのテー

特別記事

時間	月	火	水	木	金	土	日
8:00〜9:00	起床　朝食　服薬						
9:15〜10:00	グループ療法 係りの仕事	→	→	→	→	→	→
10:00〜11:00	散歩	→	→	→	→	係りの仕事	フリー
11:00〜12:00	グループ療法	→	→	→	→	フリー	→
12:00〜14:00	昼食・フリー	→	→	→	→	→	→
14:00〜15:00	グループ療法	→	→	→	→	フリー	→
15:00〜18:00	フリー	→	→	→	→	→	→
18:15〜19:00	夕食	→	→	→	→	→	→
19:00〜20:00	グループ療法	→	→	→	→	AAミーティング	→
20:00〜	フリー	→	→	→	→	→	→

図1　週間スケジュール

マは「抑うつ」「過食」「幻聴」「安全であること」「感じること」「落ち着くこと」など），生活指導（散歩や買い物の付き添い，料理支援など）と幅広い。またホームレスの入所者が多いことから，彼らが帰る場所（住居）やかかりつけの専門医を探すなど，居住・医療サービスを受けられるように諸手続きも行っている。住居に関してはとりあえず，安いホテルのシングルルームを借りられるようにする。

なおスタッフの内訳は心理学修士課程の修了者，（結婚と家族）セラピーの有資格者[注2]，心理学専攻の大卒者（特に資格を有しない者），高卒者と多様であり，医学教育を受けていない人も少なくない。採用は施設のディレクターが面接をして，学歴だけでなく就労意欲やそれまでの経験を加味したうえで決定している。興味深いのは，ハウスではこのような多様な教育背景，経験をもつスタッフに対して熱心な専門的教育が提供されていることである。たとえば，ハウスでカウンセラーになるには，その前に非常勤（パートタイム）勤務を経験する必要があり，その間にハウスでカウンセリングに関する多くの教育を受けることになる。その結果，ハウスのカウンセラーは全員，一定の経験をもつ熟練者であることが保証されるようになっている。

ハウスのプログラム

　ハウスでの週間スケジュールを図1に示す。朝の8時から9時までは起床，朝食，服薬，9時15分から入所者はグループ療法に参加したり，係りの仕事に従事する（作業療法の1つ）。これらのプログラムは1日3件ないし4件開催されており，種類はグループ療法（集団精神療法）と，ハウスビジネス（料理，洗濯，掃除，食事の準備，後片付けなどの家事）に大きく分けられる。入所者はプログラムを主体的に選択することができる。

　プログラムをめぐるスタッフの役割分担であるが，各プログラムには最低1名のスタッフがつく。また，新しい入居者が来所した場合は，スタッフ1名がインテークを行う。ほかに事務の仕事を担当する人が1名必要であることから，日中は少なくとも3名のスタッフが従事するのが理想とされるが，実際は2名のスタッフで賄っていることもあるという。一方，夜間は2名体制で入所者を看ている。患者は医師やNPが来る前に，ノンメディカルスタッフである彼らに「診察してほしい」と訴えるそうである。

開設当初のハウスと
NP養成プログラムの変遷

　急性期の精神科病棟の入院患者の中には，精神症状はすでに安定しており退院可能な状況にあっても，身体的問題を併発しているために退院できない人が少なくない。また，精神科治療や精神療法の効果を高めるにあたって，身体症状が安定していることは必須条件である。身体症状が落ち着いていなければ，いくら医師やカウンセラーが入所者にセラピーを提供しようと思っても，入所者は応じてこないからである。したがって，そのような条件下にある人に対応できるのは，ハウスのように身体疾患を管理できるNPが常駐している中間施設ということになろう。精神科医が不在のときにも成人科NPがいれば，入所者を診察して向精神薬処方による副作用を見つけ，精神科医に電話して治療方針を話しあうことができる。精神科医と成人科NPが互いに密接に連絡をとりあって診療を進めていくことができるのである。精神症状は精神科医がフォローし，身体管理はNPが実施するという連携体制によって，身体的問題を抱えた患者さんの早期退院が可能になる。

　1969年の開設当初より，ハウスはカウンセラーによって運営されていた。RN（Registered Nurse：看護師）やCNS（Clinical Nurse Specialist：クリニカルナーススペシャリスト）は基本的に常駐しておらず，24時間体制で入所者を看ていたのはカウンセラーであった。入所者の身体疾患の治療を担う医療職者もいなかった。そのようななかで登場したのが，精神科CNSの資格をもつ成人科NPである。1995年ごろの米国では，看護系大学院教育のデュアルプログラム[注3]として，成人科NPと精神科CNSの資格を同時に修得できるプログラムがスタートした（ちなみに，精神科NPのコースが登場したのはそれよりもずっと後のことである）。その結果，UCSF（University of California, San Francisco：カリフォルニア大学サンフランシスコ校）の看護学教授，リンダ先生（Linda Chafetz, RN, DNSc）先生や，ジェリー先生（Geraldine M. Collins-Bride RN, MS, ANP,

特別記事

FAAN）といった教授群とプログレスファウンデーション（Progress Foundation）の連携で，プログレスハウス（Progress House：Progress Foundationの滞在型精神疾患治療施設・中間施設）におけるNPのプログラム運営と診療システムが実現した。プログレスファウンデーション[注4)]とは，精神障がい者のためのプライマリケア・アウトリーチプログラムで，その目的は精神疾患患者が地域へ移行するためのサポートである。初めは1名のNP，ジェリー先生が数箇所あるプログレスハウスの1箇所を訪問してNPとして従事。その成功を経ていまでは，計5名のNP（大半がUCSFの教員）が，計10箇所のプログレスハウスに訪問している（NPとして従事している）という。なおその後，成人科NPと精神科NPのデュアルプログラムも開発されていった。

現在ハウスは，UCSFのNPコースの大学院生の実習施設にもなっており，プログレスハウスで実習するNPの大学院生は10名ほどに上る（NP1名が1名の大学院生を指導）。ただし，実習施設はここ以外にも，入院病棟，精神科救急，外来，地域の施設など複数あり，プログレスハウスはそのうちの一施設であることから，プログレスハウスを実習フィールドとしない大学院生もいるという。ちなみにUCSFのNPの大学院生は1学年150名，そのうち精神看護を専攻する者は20〜30名という（大半がCNSコースではなくNPコースを選択）。

いずれにせよ，精神科単独のNP養成が始まったのは比較的近年であることを記憶しておきたい。現在，サンフランシスコ市では，チーム医療をめざして精神科NPを積極的に雇用したいと望む機関が増加しているという（精神科NPが活動する場は基本的に，精神科医がいないところが多い）。カルフォルニア州では，精神科NPが症状マネージメントと処方，精神療法を行うことが可能なのに対し，CNSは処方ができないこともその背景にあろう。ちなみに米国では，CNSが処方できる州もあり，高度実践看護師（APRN: Advanced Practice Registered Nurse）の呼称から裁量権まで，州による相違が大きい。このような状況に対して，ステートメントという手引書（統一した決まりごと。CNSやNPの役割，対象とする人の範囲などが記されたもので，2015年までに老年NPと成人科NPを統合する旨なども記載されている）を用いて裁量権を統一しようという動きもあるともいう。

ハウスにおけるNP大学院生の実習模様

上述したように現在ハウスには，UCSFのNPの大学院生が定期的に実習に訪れる。彼らの実習内容には，入所者のグループに対する健康管理，症状への対処，栄養指導，禁煙指導，手洗いなどの保健指導，診察がある。診察については，NP大学院生は指導者であるNPよりも先に来所し，リストアップされている入所者の診察にとりかかる。入所者を診察室に呼び，問診をして，入所者に診察台の上に乗ってもらう。診察を終了すると指導担当のNPのところへ行き，入所者の主訴や症状，所見，アセスメント結果について説明し，診断の妥当性や治療方法に関して助言を得る。その後，大学院生と指導担当のNPは診察室に戻り，入所者に治療方針を説明して処方する。

なお精神科NPのプログラムでは，大学院1

年生の実習時間が計600時間，そのうち精神看護の実習が500時間，プライマリケアの実習が100時間である。前述のとおり精神科NP単独のプログラムは後発ゆえ，精神科NPの輩出（卒業生が出たの）は2010年からだという。また実習以外の授業では，講師を担う者の大半がNPであり，医師は一部を担っているという。

NPの今後の課題

NPの課題としてあげられるのは，まず1つが経済的問題である。NPの給料は医師のそれよりも安いとはいえ，近年，NPの給料が上昇しており，新人医師の給料に近づいている。給料が医師と同等になれば，必然的に医師より安い給料で雇用できるというNPのメリットは失われ，NPの就労場所そのものが消失する可能性がある。NPの活躍でNPの地位があがるのは望ましいものの，これは難しい問題といえる。なお精神科医療では精神科医の数は依然少ないため，精神科NPの活躍できる場所は多い。精神科に限らず，これまでもNPは医師が少ない地域（郊外など），医療が行き届かない地域で医師に代わり医療サービスを提供してきた。

続く2つ目の課題であるが，NPが多い都心部であれば，大学院を修了したNPは現場のNPより多くの教育，指導，支援を受けることが可能であるが，郊外となると精神科医やNPの数が少ないため十分な支援を受けられない傾向にある。したがって，卒業後のNPの教育体制，環境体制を整備することが重要である。卒業したての精神科NP，また精神科以外のNPは，ともに心細い心情のもと臨床に臨んでいることが少なくない。彼らの，先輩NPや医師へのアクセスを保障することは，今後の最優先課題といえるかもしれない。

〈注釈〉

注1）ここでは，トランディションプログラム（Transition Program）という，病院生活から地域での自立した生活に移行するためのサポートプログラムを提供している。

注2）Marriage and Family Therapist（MFT：marriage,family,and child counselor から改名）。MFTは学位ではなく資格（ライセンス）であり，本ライセンスを取得するための資格は各州によって異なる。またMFTはLMFT（Licensed Marriage and Family Therapist）ともいわれ，この資格をとるために必要な最高学位は修士号。この修士号はM.A.（Master of arts），もしくはM.S.（Master of Science）であるが，一般に後者の学位のほうが多くの単位を必要とする。

注3）1人の大学院生が複数の領域のCNSやNPの資格を修得できるように組み立てられたカリキュラム（プログラム）のこと。

注4）詳しくはhttp://nursing.ucsf.edu/nursing-facultg-practice-progress-foundationを参照のこと。

「精神科医療を変える」と青二才は言った

❺ 精神科医療の土台を見直す必要性

　何か行動を起こさねばならない。そう考えていたところに執筆依頼を受けた『精神科セカンドオピニオン2』は、『精神科セカンドオピニオン』の2作目として出版された。笠医師ら（適正診断・治療を追求する有志たち：編著）がこれまで診てきた患者や、無料で応じてきた相談者（笠医師においては1万人以上）を診て、「診断された疾患の基礎に、実は発達障害が見逃されていた可能性がある」ことを示唆した内容の本であった。当時、発達障害については、まだほとんど知られておらず、知的障害と同義と思う人も少なくなかった。当法人（精神医療サポートセンター）の相談（執筆時点で新規相談件数は1,000件に迫っていたと思う）のなかからも、医師によって診断の見解が違ったり、薬剤調整の根拠がないなどの話を頻繁に聞いていたので、現場の診断がいかにあいまいになされているか、処方も手探り状態であることは身に染みて感じていた。

　DSM-Ⅳ-TRやICD-10の診断基準でも、矛盾するような、説明のつかないものが多くあることも感じるようになっていた。そんな矢先の執筆依頼であっただけに、出版の趣旨には私も同調した。

患者の背景にあるもの

　発達障害については、相談事業を続けるなかで必要に駆られて調べるようになっていた。診断基準はあくまでも1つの基準に過ぎず、専門家によってさまざまなとらえ方があることもわかっていた。スペクトラムという言葉は、いまでさえ多くの医療従事者に理解されつつあるが、それであっても、いまだに"発達障害である"とか"発達障害ではない"といったり、"AD／HDなのかLDなのか、ASなのか"といったりするような、診断を"枠"で診るのがまだまだ一般的なように思う。

　診断に関しては、発達障害だけでなく、統合失調症をはじめ、うつ病、解離性障害などなど、診断基準にうまく当てはまらないケースも少なくなく、1つの診断を受けながら、さまざまな疾患に見られる症状を持ち合わせている症例を多く見てきた。さらに、多くの相談に向きあっていくうちに、家族関係や成長発達過程で得てきた体験などがいまの症状や状態に大きく影響していることも見えるようになってきた。

　脳（あるいは体）の一部、あるいはそれに関連したつながりのどこかが障害されると精神的な症状がでると推測されるが、"幻覚・妄想"と一括りにしても、ホルモン異常によってそれが見られることもあるし、脳の特定の部位が障害される（精神症状を引き起こす絶対的な部位の特定は不可能だろう）ことで起こることもある。こっそり薬物（覚せい剤や大麻などの類）を利用したことがきっかけで症状がでることもある。さらには、向精神薬を連用することでその副作用として幻覚や妄想・異常行動が生じることもあるのだから、診断基準にあるように単に症状だけを見て病名をつけることは誤診のリ

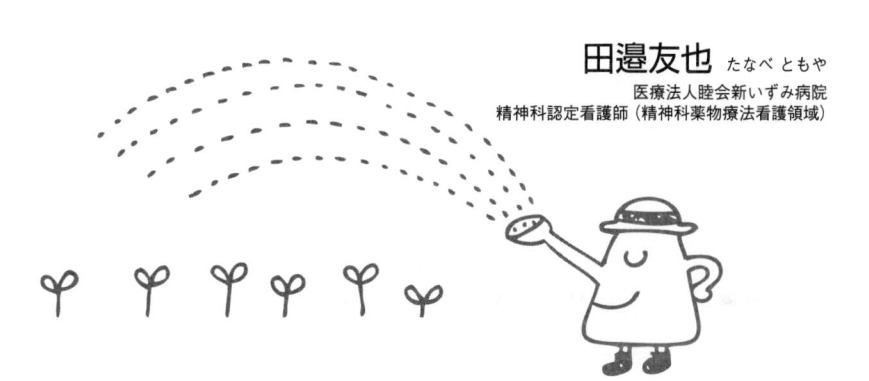

田邉友也　たなべ　ともや
医療法人睦会新いずみ病院
精神科認定看護師（精神科薬物療法看護領域）

スクが伴うことは言うまでもない。このように考えてみると，「遺伝子のどの部分が障害されると統合失調症である」とか，「脳の一部の血流が少ないとうつ（もしくは統合失調症）である」などというとらえ方は一面的で偏っているということがおわかりになるだろうか。診断基準をもとにしても，幻覚や妄想が発達障害の二次障害か解離性障害か，統合失調症であるかさえ見分けがつかないのに，われわれは診断基準を絶対視しがちである。

もちろん診断基準は，必ずしも不必要というわけではなく，一定の病名をつけなければ診療報酬に反映されないし，患者さんに説明するときに困難が生じたり，あるいは研究で薬のターゲットを絞る意味では必要で，このような背景を理解したうえで活用するということが重要である。

診断のあいまいさ

あくまでも相談事業のなかからの経験則であるが，まず，十分な血液検査がなされていないケースが散見される。大病院は，比較的ルーチンで見られるが，そのほかでは甲状腺やそのほかの検査が必要に応じてなされていないケースが少なくない。あるいは初発で甲状腺の検査をしただけで，その後は一度も実施されていないなどのケースもある。治療経過の途中で甲状腺ホルモンの検査が必要な理由としては，炭酸リチウムなど薬の副作用によって甲状腺機能の低下をきたすことがあるため，元来の病状とは違う症状（うつや幻覚・妄想）を引き起こす可能性があるからである。

次に，DSMにしてもICDにしても，分類が複雑すぎて，有名な病名さえその基準に従うことは難しい点も見逃せない。真剣に基準に従おうとすると，普通では聞いたこともない診断になったりする可能性があり，それが治療上意味をなすのかという懸念である。DSMに絞っていうと，解離性障害を細分化したり，解離性障害と身体表現性障害を別の疾患にしてみたりと，症状で診断するとこのようになってしまうのである。昔でいうヒステリー性のものは症状が体に出るのか精神的な面にでるのかだけで，分けて診断することに意味があるのかということである。

さらに初診から長年かけて診断名が変わっていくというケースにも触れておきたい。以下のようなケースを見たことはないだろうか。

不眠で外来受診をして薬物療法を始めたことをきっかけに，いつの間にか自殺衝動が現れ，ODやリストカットをするようになる。突然，泣きわめくなどの感情失禁や興奮して暴れたりすることも見られるようになる。入院生活が始まり，診断名は境界性パーソナリティ障害に変更された。イライラなどの症状が出現し，頓服薬を常時希望，いろいろな薬を試すが，奏功せず，パニック発作，幻聴まで出現するようになる。それがいつの間にか統合失調症になる，という流れである。薬剤性に自殺衝動が増したのに，「境界性パーソナリティ障害だから」といって，毅

「精神科医療を変える」と青二才は言った

然と対応しなければならない鉄則を守り，冷たくあしらわれてはたまったものではない。

診断と成育歴

　成育歴をしっかりと見ることができていないケースにも触れておく必要がある。

　幻覚や奇異な行動が見られて，すぐに統合失調症と診断されてしまうケースである。このようなケースは，本人や家族に詳しく聞いてみると，虐待やいじめ，レイプなどの既往があることが少なくない。つまり，前述のような幻覚や奇異な行動は解離性障害などによる症状の可能性である。

　また，若年から統合失調症と診断されている患者のエピソードを聞くと小中高のどれかの時期に不登校を経験している患者も散見される。これは，子どもの脳の機能を理解していればわかりやすいのだが，登校刺激が子どもの自律神経を強烈に刺激することがある。このとき，社会の常識に当てはめようと学校に行くことを強く勧めると，いい子を演じたり，暴力をふるったり，あるいはさらにひきこもるなどの反応を見せる。さらにこの状況が続くと，子どものなかには防衛反応的に自律神経症状や精神病様の症状を見せる子どもがでてくる（子どもの心と脳機能の関係については，医師である赤沼侃史氏が詳しく検討している）。このときに，初期統合失調症（中安氏の概念）と診断されたりする可能性がある。このことを見誤ると，早期介入の名のもとに薬物療法が先行してしまい，悪循環に陥っていってしまう。

　発達障害の子どもならなおのことで，集団生活に溶け込むのが苦手であれば，不登校の可能性も低いとは言えず，ストレスの脆弱性も強い可能性がある。さらに薬剤過敏性があると薬物療法で極端に悪化するケースもある。早期介入自体は非常に重要な取り組みであるが，重要な前提が周知されていない場合は，逆に当事者を不幸にする可能性がある。

広義のスペクトラムというとらえ方

　発達障害は，明らかな障害としてとらえるのではなく，現代社会の適応性とその結果の神経の脆弱度で判断し，定型者（いわゆる健常人）も含め1本のライン上に位置するものとしてとらえる。これまでいわれてきた単なる発達障害の連続体ではなく，環境や遺伝，そのほかの疾患など，すべてがつながっているという意味でのスペクトラムというとらえ方である。

　またこのことは発達障害の説明にとどまるものではない。現代社会への適応度が低いと，幻覚や妄想，パニック発作や躁やうつ状態，強迫行為，解離症状など二次的な症状を呈する。このように環境的な要素としてさまざまに絡みあうことまでも含めてスペクトラムとして理解しなくてはならない。地域の相談を受けることで，こうしたさまざまな問題が精神疾患と関連していることを身をもって学ばされた。

みなさんからの研究論文や実践レポートを募集しています

●精神科看護に関する研究,報告,資料,総説などを募集します!

*原稿の採否
　(1)投稿原稿の採否および種類は査読を経て査読委員会が決定する。
　(2)投稿原稿は原則として返却しない。

*原稿執筆の要領
　(1)投稿原稿に表紙をつけ,題名,執筆者,所属機関,住所,電話等を明記すること。
　(2)原稿はA4判の用紙に,横書きで執筆する。字数は図表を含み8000字以内とする。
　(3)原稿は新かな,算用数字を用いる。
　(4)図,表,および写真は図1,表1などの番号とタイトルをつけ,できる限り簡略化する。
　(5)文献掲載の様式。
　　①文献のうち引用文献は本文の引用箇所の肩に,1),2),3)などと番号で示し,本文原稿の最後に一括して引用番号順に掲載する。
　　②記載方法は下記の例示のごとくとする。
　　　ⅰ)雑誌の場合　著者名:表題名,雑誌名,巻(号),ページ,西暦年次.
　　　ⅱ)単行本の場合　編著者名:書名(版),ページ,発行所,西暦年次.
　　　ⅲ)翻訳本の場合　原著者名(訳者名):書名,ページ,発行所,西暦年次.
　(6)引用転載について。
　　他の文献より図表を引用される場合は,あらかじめ著作者の了解を得てください。
　　またその際,出典を図表に明記してください。

●実践レポートや報告もどんどんお寄せください!

　職場での実践報告や看護の工夫などをお寄せください。テーマは問いません。研究目的,方法,結果,考察など研究論文の書式にとらわれなくても結構です。ただし,実践の看護のなかでの報告・工夫に限ります。8000字以内でまとめてください(図表・写真含む)。原稿の採否については編集委員会で検討します。

●読者のみなさんとともにつくる雑誌をめざしています。

　「クローズアップの取材に来てほしい!」「こんな特集をしてほしい」「この記事は面白かった,役に立った」など,思い立ったことやご意見などもお気軽にお寄せください。お待ちしております。採用の際は原稿のデータをフロッピーなどの媒体で送っていただきます。

送付先　㈱精神看護出版
●TEL.03-5715-3545　●FAX.03-5715-3546
●〒140-0001 東京都品川区北品川1-13-10ストークビル北品川5F
●ＵＲＬ　www.seishinkango.co.jp/
●E-mail　info@seishinkango.co.jp

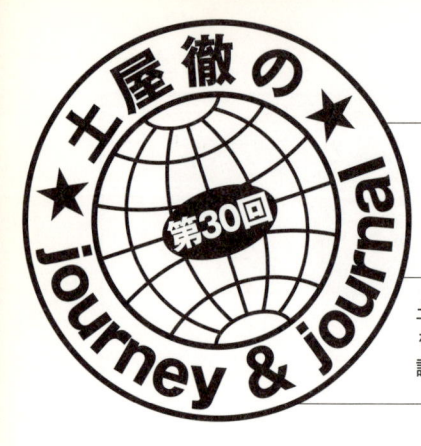

アウトリーチ推進事業って何？

第30回 土屋徹の journey & journal

土屋徹、office夢風舎 舎長　その他、クリニックに勤務しながらフリーランスとして全国を飛びまわり、精神保健福祉関連の研修を行う土屋さんが〈個人的に肌で感じた〉、看護師さんが知っておいて損はない精神保健医療の動向とニーズを紹介します。

みなさんはアウトリーチという言葉を知っていますよね？　近ごろよく聞く言葉ですが、私は、このアウトリーチを「相手の懐に入って支援をすること」というように考えています。いろいろな考え方があるともいえますが、主に精神保健福祉の業界では「病院から出向いて行って、生活の場で支援をする」というように考えられています。今回は国の事業である『アウトリーチ推進事業』について書きたいと思います。

ご存じのとおり、日本は人口の割合における精神科病床数が世界でもっとも多いと言われています。総数にすると大体34万床から35万床、1万人あたり27床があるといわれています。なんと地球上の精神科病床の5分の1が日本にあるのです。この数字のとらえ方は立場や所属などによっていろいろあると思いますが、いずれにせよ病床数が多いなというイメージはあるのではないでしょうか。本誌の読者はこの数字の恩恵を受けている方が多いと思いますが、先進国は毎年のように精神科病床数が右下がりになっているにもかかわらず、日本だけが微妙な変化はあるものの、主には横ばいというグラフになってしまっています。みなさんは、このことをどのようにとらえますか？

では、アウトリーチ推進事業が始まるに至るまでの経緯を書きたいと思います。国は平成22年度から、地域定着支援事業・退院促進事業として、精神科病院に入院している患者さんがより多く退院に結びつけ、地域生活を維持するための事業を行いました。この事業によって、多くの患者さんが退院に結びつき、地域で自分らしい生活を送ることができた人もいたのです。もちろん、この事業がなければすべての入院患者さんが退院できないということではありません。病棟の機能分化によって多くの患者さんが長期入院を回避するようになっているのも事実です。病院から退院した患者さんには、地域での既存の支援や取り組みによって自分らしい生活を送れる方もいるのですが、なかには再発や再燃によって再入院をしてしまう方もいます。

再入院になる方には支援が続いていくのですが、問題となっているのは、医療や福祉の、いわば難民になってしまう人。たとえば、通院が途切れてしまったり、通院はできていても不安によって地域生活に支障がでてしまう人。いずれも、何かあったら来てください、通院を自分でしてください、ということがネックになってしまうことも多いのです。そこで、このような方々に対して、私たち医療スタッフが生活の場に出向き支援することで、長く地域で生活を維持できるのではないかと考えられました。そこで退院促進や地域移行という事業によって精神障害をもつ人たちが地域生活をしていくための下地をつくることになったのです。そしてさ

らに，出向いていく支援を行うことで「新たな入院や再入院を防ぎ，地域生活を維持する」ことを柱にアウトリーチ推進事業の登場となったわけです。

現在アウトリーチ推進事業を行っているのは，全国で40か所近くになっています。この事業には細かな制約や取り決めがあり，すべての医療機関などが取り入れたいという意思表示をすることはありません。しかし最近では，多くの医療機関が手をあげて取り組んでいきたいと希望を出してきています。私は，このうちのいくつかのチームのスーパーバイザーとしてお仕事をしています。チームによってスーパーバイズの仕方や取り組み方は違いますが，まずは，①院内でアウトリーチ推進事業の概要を説明すること，②地域の社会資源のスタッフを集めてさらなる連携をつくる研修をすること（事例検討会もあり），③実際に訪問してアドバイスをすること，④ピアスタッフの育成をすること，⑤チームをつくっていく過程を一緒に共有することなどなど，さまざまです。

私としては，一緒に訪問してスタッフとともにいろいろ考えていく作業が楽しいのですが，そればかりではなく，チームづくりや院内や地域の方々への理解を深めてもらうことにも力を入れています。

ある病院では，院内の職員がアウトリーチ推進事業を行っていることを知らないというところもありました。また，チームの人たちだけが院内で浮いてしまう存在になっている，なんてこともあるのです。院内に周知させたうえでこのような事業に取り組むことが大切だとは思いますが，なかなか病棟のスタッフなどに周知徹底し理解していただくということには困難なこ

ともあるようです。あるところでは，「アウトリーチなんて退院する患者さんが増えるし，病床も少なくなるのだから病院経営に響いてしまうのでは」という声も聞かれました。

では，実際にどんな患者さんが対象になり，どのような支援を行っているのでしょうか。私自身は，対象となるのは「既存の訪問看護や訪問のシステムに乗りにくい人たち」というイメージをもっています。新たな事業であることからも，既存のシステムで対応できていない方が対象になってくるでしょう。あるチームスタッフに聞くと，包丁を持って追いかけられたとか，何度行っても対面するというところまでいきつかなかったり，訪問をするたびに怒鳴られるなど，しんどい人も多くいるようです。そんな対象者に対して，地道に諦めずに関係づくりをして，チームでともに活動をしていく。そんなことをみなさんしているのです。

アウトリーチのチームは医療のかかわりではなく，生活を支援するということが主なので，やはり一方向からの見方や支援だけでなく，多方向からのアセスメントや取り組みが必要になります。ですから，自ずと多職種チームになったりチームアプローチというキーワードが必要になってくるのです。私自身，かつてACT（包括型地域生活支援プログラム）を行っていたので，多職種チームの魅力や必要性を感じていますし，今後そのような支援が増えてくるのではないかと思っています。

さあ，みなさんもアウトリーチに興味をもってみませんか。

ブログ，よろしかったら見てください→
「つっち～のお部屋　私のつぶやき」
http://tuchi-t.cocolog-nifty.com/

坂田三允の漂いエッセイ——90

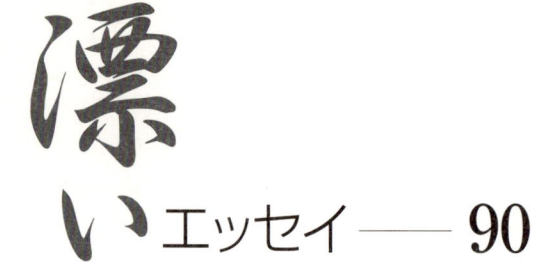

教師二題

　最近聞いた教師にまつわる興味深い話を2つ。

　1つ目は，興味深いというよりも，あきれたと言ったほうがよいかなと思われるようなある中学校の校長先生の話だ。かつて，10年以上も前のことだったろうか，全国的に中学校が荒れていると言われたときがあった。その中学校は当時も荒れていたのだが，このところは静かで落ち着いた普通の（何をもって普通と言うのかはわからないが）中学校であった。しかし，最近になって校舎の窓ガラスが割られるなど，かつての荒れた雰囲気が戻ってきているのだという。その中学校に来年度入学しなければならない子どもたちの親が心配して中学校の校長先生に話を聞く会を設けた。

　そのときの校長先生の説明を聞いて驚いた。又聞きなので正確ではないが，その話は概ね次のようなものであった。「荒れている子どもたちは，すべて親の愛情が不足している子どもである。子どもの育成には深い愛情が必要である。ちなみに私の母は，私を深い愛情をもって育ててくれた。大学を卒業するまで，毎日手作りのカツサンドを持たせてくれたのだが，そのカツサンドはトンカツから作るもので，大変手間のかかるものであった。そのように母の深い愛情の中で育てられた私はこのように立派に育った。だから，まず，みなさんは（自分の）子どもにたくさんの愛情を与えてほしい。そうすれば，学校は自然に再び静かになっていくはずである」と。子どもたちを愛しているからこそ心配で話を聞く会を開いた（はずの）母親の多くは白けていたそうだ。

　う～む。たしかに子どもの成長発達に重要他者の深い愛情はとても大切な要素であろう。しかし……大学生が毎日母親の手作りカツサンドねえ……。先生が母上のカツサンドから離られたのはいつごろのことなのかしら，もしかしていまも？　先生には反抗期というものはなかったのかしら，いまもお母上とのご関係は変わっていないのかな。みずから『このように立派に育った』……とおっしゃったようですけど，立派とは何をもっ

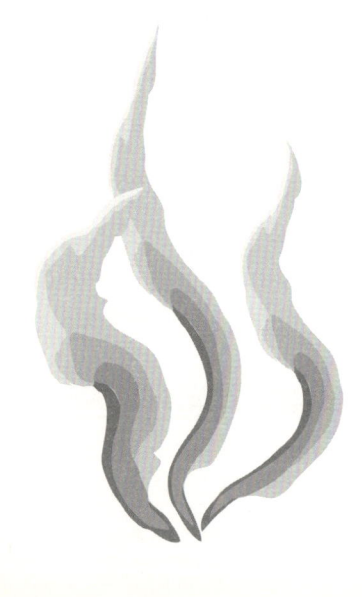

坂田三允
さかた みよし
多摩あおば病院看護部長（東京都東村山市）

Miyoshi SAKATA
TADAYOI ESSAY

ておっしゃるのかしら，校長という地位のこと？　先生の人生に「躓き」や「挫折」という言葉はなかったのでしょうね……などなど尋ねてみたいことがたくさんある。お応えによっては「なんだよ，単なるマザコンじゃないか」と言いたいような……何かが通じないようなイライラ感が募った。

教師その2。こちらは卒業して3年目の若い教師の話である。いや，こちらはさもありなんと思う程度のことなのだが，やっぱりそうかという思いと，もう少しなんとかならないかという思いが錯綜してしまう。彼は卒業1年目にして小学校2年生の担任を任された。

クラスをまとめるなどという高度な（？）ことはともかく，教え方もよくわかっていなかったようで，授業中にもしょっちゅう隣のクラスの担任に指導の方法を教えてもらいにきていたという。隣のクラスの担任はそのつど授業を中断して彼を指導していた。そして彼はとりあえず無事（？）に1年目2年目を乗り切り，持ち上がりで今年は4年生の担任となった。

ある日，隣のクラスで事件が起こった。担任に別の用事があり，自習になっていたときのことである。そのクラスには，ちょっとしたことでパニック状態に陥る子どもがいたらしい。そのとき何があったのかはわからないのだが，その子が3階の窓から飛び降りようとした。教室にいるのは子どもたちだけ。多くの子どもがその子に駆け寄り必死で止めた。一方で，別の子が隣の担任である彼に助けを求めた。彼は一応教室までは来たらしい。しかし，子どもたちが飛び降りようとした子どもを落ち着かせようと，背中をさすったり，大丈夫だよと声をかけたりしているのをちらっと見て，そのまま帰ってしまったのだという。年若い彼にしてみれば，自分のクラスのことで手一杯。とりあえず，なんとかなっているのだからよいと判断したのかもしれず，それを責めるつもりはないが，う〜ん。もうちょっと何かすることがあったような気もする。子どもたちはがっかりしたらしいが，とりあえず，

その場はそれでなんとか収まり，担任が戻ってくるまで無事に過ごすことができてほっとしたということだ。子どもたちが危機的状況を彼らだけの力で乗り切ることができたのは，とてもすばらしいことだし，4年生でもそこまでのことができるのだということには感心する。子どもが思いがけない場面で思いがけない力を発揮することができるのは，あれこれ考えず本能的に動くことができるからかもしれない。「下手な考え休むに似たり」ということなのだろう。

つい最近も自殺した中学生の担任が「死ねるものなら死んでみろ」という言葉を口にしたとかしないとか，テレビでずいぶん騒がれていたけれど，どうなのだろう。教師の資質を問うのも必要かもしれないけれど，学力にしろ，人間性にしろ，その成長発達には個人差があり，1人1人を大切に育てようとすれば，多くの人の力を必要とする。30人もの子どもを1人の教師が見なければならない環境をなんとかすべきなのではないか。そんなことをしみじみと思った。

本との話

川俣文乃 かわまた あやの
医療法人社団翠会成増厚生病院
看護師（東京都板橋区）

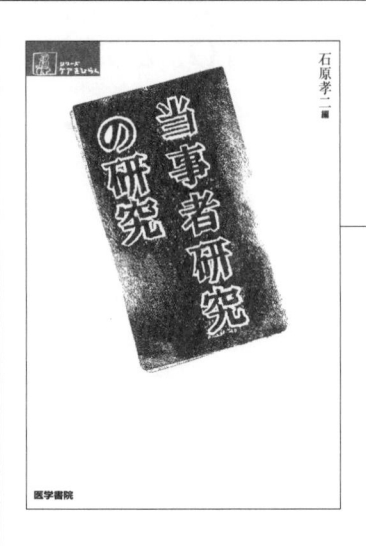

当事者研究の研究

石原孝二 編
医学書院　定価（本体2,000円＋税）　2013

「語る」ということ

　私がまだ学生だったころ、こんな言葉を投げかけられたことがある。「きみに圧倒的に欠けているのは経験だろう？」。同じ事例などないのだから、看護師も個別のケースに学ぶほかないという意図からの投げかけだったのだろう。私は何も言い返すことができなかったし、確かにそうだと思った。これから自分は臨床の場に出て、いくつもの経験を積み重ね、多くの患者と出会い、その言葉を受け止め、ニーズを知り、患者が困難としている現実に揺さぶられつつ1つ1つの「語り」を染み込ませてゆくしかないのだと思った。本書は、苦くも有難いその一言を思い出させてくれた。

　では、「語る」とはどういうことなのだろうか。1人で言葉を並べ感情を整理すること、友人と他愛もない会話を楽しむこと、大勢を前にして演説を行うこと。いずれも広義の「語り」に該当するだろう。人間のもっともポピュラーなコミュニケーションツールである"言葉"を用いて、みずからの考えや感情を表現することが「語る」ことのおおよその目的ではないだろうか。本書のタイトルにもある「当事者研究」においては、この「語る」という作業の魅力が多角的に述べられているのである。

　言葉は大抵"嘘"をはらんでいる。自分の中に生じた感覚を言葉として取り出した瞬間、それはもう元来のそれとは異なるものになっている。また言葉に付随する意味は、個人によって微妙に異なることもある。誤解を恐れたり、ふさわしい言葉が見つからなくて、口をつぐんでしまった経験は私自身にもある。当事者研究や当事者ミーティングで採用されている「言いっぱなし・聞きっぱなし」というルール・環境下においては、自身の内から外へと発した言葉が、宙に浮いたものであるかのような感覚を覚えるという。自分が発した刺激に対し応答となるはずの刺激が返ってこない、すると人は不安になるのだそうだ。その場はいわば「周囲に他者が存在するが言葉での反応は一切返ってこない」無響室のような空間となる。周囲の人が「聞いているのだろうな」という推測はできても、どのような共感、批判、疑問などが生まれているのか、話している本人は推し量ることができない。

　しかしその一方で、言葉が宙に浮いた状態であるからこそ、外界に発したみずからのそれを反芻することができる、ともいえる。そして外在化した「語り」から、隠れていた自分を発見することもできる。語りによる発見は次の発見を導く可能性を秘めている。これが本人にとって非常に大きな収穫になるのである。

"表現できる"力

　本書には「生きづらさを抱える彼らは十分に弱い」とある。一方、彼らを支援するわれわれは十分に弱いとは言えないが、かといって十分に強いわけでもない。1人1人が抱える課題に対して"答

BOOK REVIEW

え"としてはっきりと言い渡せるものなどないし，何より彼らはそんなものを望んではいない。非常にあいまいな部分に手探りの言葉をもって触れてゆくことのくり返しから，各々の現実がかたちづくられてゆくのではないだろうか。自分で輪郭を描いた現実が，自分自身の支えとなって客観的な視点を養い，刺激に対する自分の反応の予測モデルを織り成す要素となる。本書のなかでも，個がもつ潜在能力（＝ケイパビリティ）の開発が，生き方の幅，自由の幅を広げ，生きづらさを解消し，しなやかに生きることへのステップとなると述べられている。

「わかってるけど，できないんだよなあ。うまくいかない」という言葉は，日ごろ患者からよく聞かれる言葉だ。本人の内側にどのようなわだかまりがあって，どんなことが窮屈なのか，どのような理想像があって，何をすれば楽になれそうか，ともに考えながら1つずつ紐解いてゆく。アセスメントの段階では，他者からの視点を提供することが必要とされるが，目的や目標はこちらが提示するものではない。みずから考え，どのような方向に発展していきたいのかを"表現できる"ことが重要となる。私たちに可能とされるのは，そこに対する支援だ。そのためには，生きづらさの内容を少しずつでも教えてもらわなければならない。刺激への感度が高い彼らにとって，刺激によって生じる反応を，言葉にして表現できる能力こそ肝要であるように思う。

変化＝危機＝チャンス

自分が発した言葉に，患者から思いもよらない予想以上の反応が返ってくることがある。そのとき自分の言葉が患者の「何かに触れたのだな」と思うことはできる。そこを切り口に，相手とのかかわりを深めていくことができればよいのではないかと考える。

本書によれば，人は基本的に期待して生きている。期待とは，AがあればBだろうという無意識の予測のことである。その期待が崩れたときがいわゆる"危機"なのだと思うが，その危機に直面した際，感度の高い人こそ困難さを抱きやすいのではないだろうか。本来，変化は悪いことではないはずだし，変わっていくことが常なのだが，生きづらさを抱えやすい人々は変化することを極端に恐れる傾向にあるという。しかし，ここで言う"危機"とは，視点を変えればチャンスであるともいえると私は思う。その衝撃にはじめは身動きがとれなくなってしまうが，それは自分自身の感じ方や考え方に，幅や奥行きを与えられるチャンスなのかもしれない。そのことを患者にも伝えてみたいと感じた。

◆

当事者研究では，自分について"研究"したことが社会に発せられることで公的な財産となるということに1つの価値を見出している。それは「自分自身で。共に」という当事者研究の理念そのものである。本書に出逢い，ヒトとヒトとの間には予測不可能で魅力的な化学反応が生じうることを思い出し，語るということの意味，言葉のもつ力を信じて，患者と，そして自分自身とも，あらためて向きあっていきたいと思うことができた。

"いい"かげんな看護 ⑦

希望の力

○月×日

　気に入らないことがあるとイライラしてしまい，イライラをコントロールすることができずに大量服薬をくり返してしまう40代女性Eさんへの訪問。夫と離婚し，娘を出産するも大量服薬をくり返し，不平不満が絶えない。言動が一致しない母親に愛想をつかした娘は家を出て，父親のもとへと行ってしまった。Eさんは「娘の信頼を取り戻し，娘と一緒に暮らしたい」と話すが行動は一向に変わらず，気に入らないことがあると大量服薬をしてしまう。まさに悪循環である。

　訪問看護に入って数か月が経過するも，状況にほとんど変化がみられないなかで1つの転機が訪れた。Eさんがみずから役所を訪ね，ホームヘルパーの導入を申請したのだ。役所から電話でEさんの現状を尋ねられた私は「訪問看護としては，ホームヘルパーはいまの段階では必要ないと思います」と率直に意見を述べた。案の定ホームヘルパーの導入を断ったことに怒るEさんに対し，私はかねてからEさんには力があると思っていることを伝え，そしてEさんが「希望する生活」についてあらためて確認した。しだいに怒りは鎮まり表情には笑顔がもどった。ホームヘルパーの導入を考え直したEさんと交わした握手には，確かな力が漲っているように感じたのだった。

立花 唯 たちばな ゆい
独立型訪問看護ステーション
看護師
中部地方在住

すれ違う母娘

　Eさんは支配的な親のもとで育てられ，10代後半から非行をくり返した。水商売で働き，派手な生活をしていた。飲酒，また男性関係ともに派手で，当時は覚せい剤にも手を出していたとのこと。若くして出産したものの，変わらず派手な生活をくり返していた。

　しかしそんな生活は長くは続かなかった。夫のDVによる離婚。そのうえ，娘の前でも感情を爆発させたり大量服薬をくり返したりしたために，ついに愛想をつかした娘は「コンビニに行ってくる」との言葉を残したまま家を出て児童相談所に駆け込んだのだった。結

果，母親と別れた父親のもとで生活することとなった。いわゆる下り坂を転げ落ちていくかのような生活のなかで，大量服薬をくり返しては救急搬送されるEさんの対応に困った役所の生活保護担当者から訪問看護の依頼があった。些細なことで怒鳴り込み感情を爆発させるEさんに，役所の方でもどのように対応すべきかと困り果てSOSを出してきたのだった。

初回訪問時，Eさんは「主治医とぶつかる。訪問看護ではカウンセリングを受けるようなやりとりをしたい」と話してきた。見るからに派手な服装・髪型，昔は華やかな世界にいたのであろうことが見てとれた。初回が肝心であると感じていた私は「訪問看護はカウンセリングをすることが役割ではありません。Eさんが希望する生活，Eさんが笑顔になれる生活に近づけるようにお手伝いするのが私の仕事です」と説明した。血気盛んなEさんはそれでも食ってかかってきたが，Eさんの希望する生活，笑顔になるときはどんなときなのか，と尋ねると少しずつ自身の感情について語りはじめた。

聞くに忍びなくなるような親からの虐待，一見派手に行動していただけに思えた水商売やアルコールの問題，また覚せい剤なども，Eさんなりに苦しんだことの結果であることがわかってきた。涙を流しながら話す場面も多かったが，そのなかで必ずでてくるのは出て行ってしまった"娘"のことだった。強がってしまうEさんは直接言葉にはしなかったが，「娘と一緒に暮らしたい」という思いの強さは確かに伝わってきた。

希望の力

訪問看護の回数を重ねるごとに，Eさんはさまざまなことを語ってくれるようになっていった。私はもう一度Eさんの「希望の生活」に焦点をあて，そこを深く掘り下げることにした。するとEさんは，今度は「娘ともう一度一緒に暮らしたい」「娘の信用を取り戻したい」とみずから語ったのだった。幼少期のひどい虐待，その後もアルコールや覚せい剤などに堕ちていく経過を経験したEさんではあったが，結婚と出産，そしていまなお娘との暮らしを願う姿に，私はEさんのもつ"力"を感じ，そこに注目したいと考えたのだった。

しかし，訪問看護に入って数か

"いい"かげんな看護

　月経過し自身のこれまでの生活や希望について話してくれるようにはなっていったものの，Eさんをめぐる状況にはほとんど変化はなかった。そんなある日のこと。1本の電話があった。Eさんが役所にホームヘルパー導入の依頼に行ったのだという。役所とは日ごろから関係を密にとっていたためか，役所がEさんの状況を聞きたいと私に電話してきてくれたのだ。私は「訪問看護としては，ホームヘルパーはいまの段階では必要ないと思います」との意見を率直に伝えた。そのことを役所から聞いたEさんは，案の定クレームの電話をかけてきて，電話にでた訪問看護師に怒鳴ったのだ。「どうしてそんなことを言うのよ！」と。

　直接意図を説明するべく，私はEさん宅を訪ねた。「Eさんにはとても力があると思っています。"娘さんと一緒に暮らしたい""娘さんの信頼を取り戻したい"と願っているのであればこそ，ヘルパーを導入することでかえって娘さんは"お母さんはやっぱり自分では何もできない人なんだ"と思うのではないかしら。片付けなどが1人でできないのであれば訪問看護で手伝うから一緒にやっていこうよ」。怒るEさんに，私は自身の意見や今後の目標についてそう話した。「娘と一緒に暮らしたい」「娘の信頼を取り戻したい」という共通の目標を確認していると，怒りをあらわにしていたEさんの表情が笑顔に変わった。そしてその場で役所に電話し，みずからヘルパーの依頼を取り下げたのだった。握手を交わしたEさんの手には力が漲っており，私はそれをうれしく感じるのだった。

★

　その後，相変わらず何度か大量服薬はあったものの，訪問看護の回数を週1回から週2回に増やし，そのうちの1回は看護師と一緒に身のまわりの片付けをするというようになった。そして，この行動の積み重ねがやがて娘の信用を得ることにつながるとの希望を共有しながら，その希望を力に，日々の生活を精一杯にがんばっている。

"いい"かげんのコンキョ

　人にはさまざまな側面があります。しかしEさんの場合,「感情に振り回される」「大量服薬をする」といった「Eさんが望む自己像とはかけ離れた側面」だけがそれまでクローズアップされてきたのでした。「娘ともう一度一緒に暮らしたい」「娘の信用を取り戻したい」というように願ってはいるものの, 言葉と行動が一致せず, 願いとはまるで反対の方向に進んでしまう自己矛盾, そのことによる葛藤状態にEさんはあったのです。私は訪問当初からEさんにはとても力があると思っていました。聞くに忍びない環境で育てられてきたなかで, Eさんは自分の力で人生を切り開き, みずから歩もうと模索してきたのです。

　人には必ずその人が「希望する生活」があると私は信じています。医療者はともすれば現在抱えている「問題」に着目してしまうクセがありますが（問題が生じなければそもそも医療は成立しないのだから仕方がない部分もありますが）, 訪問看護が着目すべきはあくまで「生活」です。訪問看護においても, しばしばいま起きている「問題」に着目し, その問題の解決に終始してしまうことはあります。しかし, 問題点ばかりに着目されている生活に希望を見いだすことなどできるでしょうか。問題点ばかりを指摘される, 改善させようとする人に対し, 心を開き, 信頼することができるでしょうか。私はそうは思いません。「希望」のないところに生きるための活力が湧いてくることはないでしょうし,「笑顔」になれる瞬間がなければ「ワクワク」しないとも思うからです。

　私がEさんと共有したかったのはそれまで周囲がクローズアップしてきた「問題」ではなく, Eさんの「希望する生活」「笑顔になれる暮らし」のほうにあります。この大きな目標, 向かいたい方向が利用者と看護師の間で共有されていれば, さまざまな難関をともに試行錯誤しながら乗り越えていけるのではないかと考えています。

　「なりたい自分」が明確にイメージできれば, 人は自ずとその方向に動いていくものだと思います。Eさんのもつ"自分で変化していく力", いや"自分を取り戻す力"と表現した方がしっくりくるでしょうか。このケースでのかかわりは, その力を信じ, その力が発揮しやすいように, 混沌とした感情や生活を一緒に整理し, ともにみられる先の夢を共有していっただけのことです。しかし, それこそが私の考える看護そのものなのです。

精神科看護

THE JAPANESE JOURNAL OF PSYCHIATRIC NURSING

2013 10

NEXT ISSUE
2013年9月20日発売
次号予告

特集 臨床と法律（仮）

【座談会】
法律と私たちの仕事─法を意識してする看護とそうでない看護

臨床と法律─その対応，法律違反かも！？

- 入院形態の違い，おさえてますか？
- その行動制限は正しい手続きを経てますか？
- 患者さんの個人情報は保護されていますか？
- 看護記録も扱いには十分注意！

障害者権利条約と改正障害者基本法について

Editing Post Script

◆長らく暮らした下宿先からの引っ越しを考えています。交通の便は抜群によく，都内きっての飲食街として知られる街ゆえ何ひとつ不自由はないのですが，何か物足りないとの感が抜けず移居を思案するに至りました。思えばこの10年，その街にはずいぶんと"遊ばせていただいていた"のだと思います。自由であったようで自由じゃない。自由であるために必要な不自由があるんじゃないか，なんて意味ありげなことを考えながらも，Sさんのように僻地（？）への「隠遁」には至れない自分の未練がましさを情けなく思いつつ。　　(M)

◆今月号の特集を編みながら，また思いだした。小学生低学年のときのこと，体育の授業で補装具をつけた友人と徒競争することになった。そのとき私が言ったのは大体こんなこと。「□□君に悪いから少し遅れてスタートしよう」。おそらく自分では善意のつもりだったのだろうと思う。そう言われた「□□君」がどんな顔をしたのかは覚えていない。ただ私のそのときの様子は容易に想像がつく。さもそれがまったき自然なことのような顔をしていたに違いない。このことを差別だとか偏見だとかの文脈で語ることはしない。これはあくまで，個人的な，善意に関する寓話だ。　　(S)

Staff

◆編集委員
遠藤　太（帝京大学医療技術学部）
榊　明彦（医療法人社団翠会成増厚生病院）
坂田三允（医療法人社団新会多摩あおば病院）
鷹野朋実（日本赤十字看護大学）

◆編集協力
南迫裕子（公益財団法人神経研究所附属晴和病院）

◆EDITOR
霜田　薫／鈴木基弘

◆SALES MANAGER
齋藤　翼

◆DESIGNER
田中律子／浅井　健

◆ILLUSTRATOR
BIKKE

◆発行所
（株）精神看護出版
〒140-0001　東京都品川区北品川1-13-10
ストークビル北品川5F
TEL.03-5715-3545／FAX.03-5715-3546
http://www.seishinkango.co.jp/
E-mail info@seishinkango.co.jp

◆印刷　山浦印刷株式会社

◆本書に掲載された著作物の複製・翻訳・上映・譲渡・公衆送信（データベースへの取込および送信可能化権を含む）に関する許諾権は，小社が保有しています。

精神科看護
2013年9月号　vol.40 No.9　通巻252号
2013年8月20日発行
定価 1,050円（本体価格 1,000円）
ISBN978-4-86294-156-5

※今後の雑誌『精神科看護』の企画・制作の参考にさせていただくため，読者の方からのご意見・感想を小社webサイト（http://www.seishinkango.co.jp/s2_kb252）で募集しております。お答えいただいた方のなかから，毎月1名様に小社図書または3,000円分の図書カードをプレゼントいたします（2013年9月号〆切：2013年9月20日）。

定期購読のご案内　月刊『精神科看護』は定期購読をおすすめします（送料はサービス）。購読料は下記の通りですが，雑誌は入金が確認されてからの発送となります。ご希望の方は綴じ込みの振替用紙をご利用ください。

12ヶ月 12,600円／18ヶ月 18,900円／24ヶ月 25,200円

求人情報

社会福祉法人桜ヶ丘社会事業協会 桜ヶ丘記念病院（さくらがおかきねんびょういん）

担当：小野田　☎042-375-6311　〒206-0021 東京都多摩市連光寺1-1-1

私たちと一緒に精神科看護の専門性とそのおもしろさを追求しませんか？

当院は救急急性期だけでなく慢性期の治療や認知症，アルコールの専門治療も行っています。

精神科ケアを専門的にやってみたいという方，精神科看護にチャレンジしてみたいと考えている人材を求めています。

職員を支援する教育体制や，専門・認定看護師の専門的サポートも整えています。

多摩丘陵の緑豊かな環境で時代の流れを感じながら，これからの新しい精神医療に一緒に取り組んでみませんか？

あなたのチャレンジをお待ちしています。

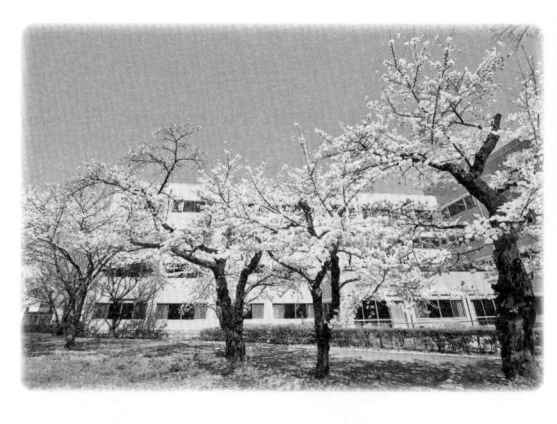

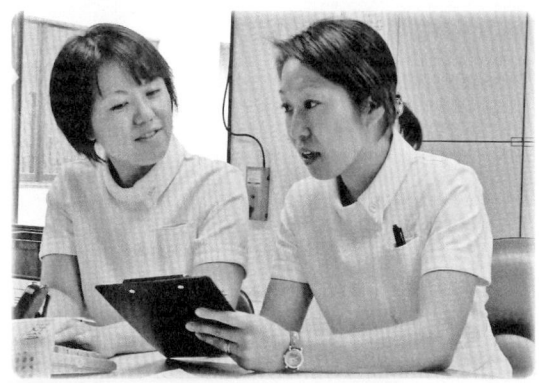

私たちは安全で安心な看護・介護を提供しています

- 職種 ◆ 看護師，准看護師（常勤・非常勤）
- 資格 ◆ 有資格者（再就職OK）
- 応募 ◆ 担当者までお電話ください。見学には随時応じます。
- 給与 ◆ 初任給例（夜勤手当含む）
  - 看護師
    - 4年制大学卒　290,300円
    - 3年課程，短大卒　283,500円
    - 2年課程卒　276,700円
  - 准看護師　238,200円
- 手当 ◆ 残業手当・夜勤手当など各種
- 休日 ◆ 週休2日制（4週8休）
- 休暇 ◆ 夏季休暇（4日），年末年始休暇（6日），年次有給休暇，特別休暇
  - ※平成24年度有給休暇取得率92.5%
- 待遇 ◆ 昇給年1回，賞与年2回，交通費支給，退職金制度あり（勤続4年以上）
- 福利厚生 ◆ 社会保険完備，独身寮，敷地内認証保育所あり
- 教育制度 ◆ プリセプターシップ，資格取得援助，その他
- 勤務時間 ◆ 3交代勤務
  - 日勤　8：30～17：00
  - 準夜　16：30～1：00
  - 深夜　0：30～9：00

診療科目 ◆ 精神科・歯科　病床数 ◆ 518床（精神科救急病棟，精神療養病棟，認知症治療病棟，アルコール病棟）　職員数 ◆ 393名（平成25年8月1日現在）　関連施設 ◆ さくらが丘訪問看護ステーション・桜ヶ丘延寿ホーム（特別養護老人ホーム）・多摩市さくらが丘在宅サービスセンター・多摩市東部地域包括支援センター・東京都認証保育園キッズガーデンかわせみ　その他 ◆ 日本医療機能評価機構認定病院，精神科デイケア（大規模），精神科ショートケア（大規模），精神科作業療法（通院，入院），個別就労・就学支援プログラムなどを実施（精神看護専門看護師1名，精神科認定看護師2名在籍）　ホームページ ◆ http://www.swfsakura.or.jp/sakuragaokahp/

株式会社 N・フィールド

担当：西橋　☎0120-265-610　〒530-0004 大阪府大阪市北区堂島浜1-4-4 アクア堂島東館4F（本社所在地）

やりがいは，地域社会の役に立てること。

- 職種 ◆ 看護師，准看護師（常勤・パート）
- 資格 ◆ 有資格者
- 応募 ◆ 電話連絡後，履歴書・看護師免許コピーをご郵送ください。
- 給与 ◆（看護師常勤）225,000円～　（准看護師）215,000円～
  - ※関東地区は上記金額より首都圏手当20,000円プラス
- 手当 ◆（正）平日550円／1件，祝日2,100円／1件
  - （准）平日500円／1件，祝日1,900円／1件
  - ※月平均件数100～150件程度
- 休日 ◆ 年間休日125日，週休2日（日曜・他1日シフト）
- 休暇 ◆ 夏季（3日），年末年始（6日～），その他有給休暇
- 福利厚生 ◆ 社会保険，各種保険完備，マイカー通勤応相談
- 勤務時間 ◆ 9：00～18：00（※日勤のみ夜勤オンコールなし）
- 業務内容 ◆（精神科）訪問看護業務全般
  - （精神症状・状態の確認，バイタルチェック，服薬管理）
- 勤務地 ◆ 全国多数あり（東京・大阪・広島・名古屋・九州・札幌・他）
  - 詳しくはHPをご覧ください（http://www.nfield.co.jp/）。

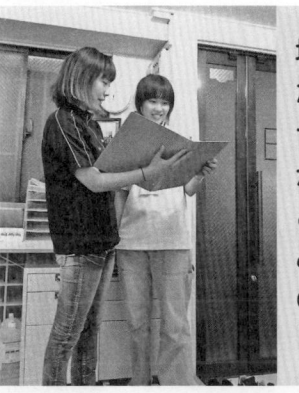

地域で活動してみたい，今あるライセンスを生かしながら他職種の方々と協力して働いてみたいなど，興味のある方をお待ちしています。

設立 ◆ 平成15年2月6日　資本金 ◆ 2億3,250万円（平成24年12月末現在）　資本準備金 ◆ 2億250万円　代表者 ◆ 代表取締役社長　野口 和輝
事業内容 ◆ 訪問看護サービス（訪問看護ステーション デューン），訪問介護サービス（ヘルパーステーション デューン），居宅支援事業（入居支援サービス）

スタッフ募集中の施設を掲載しております。このページで紹介している施設は小社WEBサイト（http://www.seishinkango.co.jp/）でもご覧いただけます。

求人情報

社会医療法人ましき会 益城病院

担当：水田　☎ 096-286-3611　〒861-2233 熊本県上益城郡益城町惣領1530

いままでも，これからもずっと"ひとりひとりを大切に"この想いを実現します

益城の地に蒔かれた一粒の種。
60年の時を経て，いまや大樹に育ちました。
様々な専門治療と支援体制，
これらを担うたくさんのスタッフ。
多くの先輩や地域のみなさまに支えられ，
いまも成長し続けています。

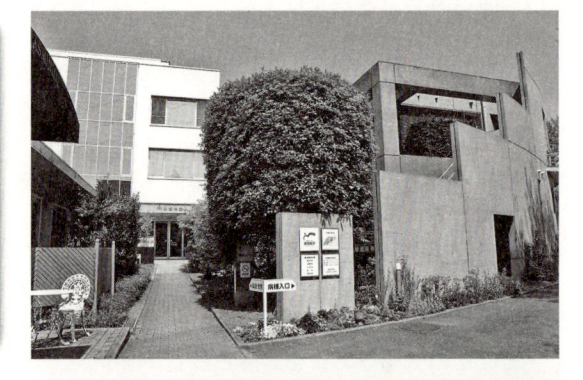

- **職種** ◆ 看護師・准看護師
- **資格** ◆ 有資格者
- **応募** ◆ 電話連絡後，履歴書をご郵送ください
- **給与** ◆ 看護師常勤　192,000円〜
  （看護大卒・専門看護師　200,000円〜）
  准看護師常勤　160,000円〜
- **手当** ◆ 精勤手当：5,000円
  夜勤手当：深夜5,800円，準夜5,200円，中勤1,000円
  休日手当：1,500円（日・祝日）
  その他：扶養手当，通勤手当有り
- **休日** ◆ 8日休／月，特別休日（年始2日）
- **休暇** ◆ 特別休暇（結婚・慶弔），有給休暇
- **待遇** ◆ 昇給：年1回，賞与：年2回
  節目健診，退職金制度，育児・介護休業制度
- **福利厚生** ◆ 社会保険完備，夜勤対応保育室有（0歳〜就学前），夏休み小学生対象「ましき塾」，永年勤続者表彰，職員誕生会，各種クラブ活動
- **勤務時間** ◆ 3交代制：日勤　8：30〜17：00
  準夜　16：00〜 0：30
  深夜　0：15〜 8：45

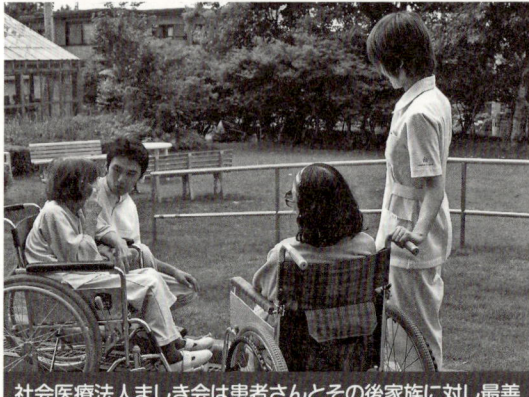

診療科目 ◆ 精神科・心療内科・小児科（児童思春期）・歯科　**病床数** ◆ 210床（認知症治療病棟53床・精神療養病棟105床・精神科急性期病棟52床）　**職員数** ◆ 248名（非常勤含む）※平成25年8月1日現在　**関連施設** ◆ 高齢者グループホーム「ふるさと」，特別養護老人ホーム「花へんろ」，指定相談支援事業所「アントニオ」，就労継続支援事業所「健味健食園」　**その他特記事項** ◆ 精神科デイケア・デイナイトケア，認知症デイケア，精神科作業療法，訪問看護，断酒会，家族会，もの忘れ相談などを実施　**ホームページ** ◆ http://www.mashiki.jp/

※スタッフ募集中の施設を掲載しております。このページで紹介している施設は小社WEBサイト（http://www.seishinkango.co.jp/）でもご覧いただけます。

求人広告募集中！

- ❖ **お申込方法**
  お電話（03-5715-3545）にてお申込ください。
  ＊掲載号によってはご希望のサイズに沿えない場合がございます。
- ❖ **広告申込締め切り**
  発行日の50日前（前々月末日）必着
- ❖ **広告原稿締め切り**
  発行日の30日前（前月20日）必着
- ❖ **入稿に関して**
  広告原稿はCD-ROMなどを下記の送付先に送付いただくか，メールで送信して下さい。
- ❖ **ご請求に関して**
  雑誌刊行後，広告掲載誌とともに請求書を送付いたします。

求人広告料金 [掲載場所：表3対向ページ（最終ページ）／色数：1色]

サイズ	囲み枠（天地mm×左右mm）	本文スペース（天地mm×左右mm）	広告料（税込）
1頁	237×151	227×149.5	84,000円
2/3頁	155×151	145×149.5	63,000円
1/3頁	74×151	64×149.5	36,750円
1/6頁	74×74	58×72	21,000円

送付先　精神看護出版
● 〒140-0001　東京都品川区北品川1-13-10　ストークビル北品川5F
● TEL.03-5715-3545　● FAX.03-5715-3546　● E-MAIL.info@seishinkango.co.jp